面　　对
突发公共卫生事件，
免疫力为何如此
重　　要？

过犹不及
贵在平衡

活出健康
GetHealthy

免疫力
就是好医生

| 主　审 |

王陇德　钟南山　李兰娟

| 主　编 |

王贵强　王立祥　张文宏

| 执行主编 |

汪光亮

人民卫生出版社

编委会名单

主　　审　王陇德　钟南山　李兰娟

主　　编　王贵强　王立祥　张文宏

执行主编　汪光亮

副 主 编　王　伟　杨甫德　杨晓明　郝万山　陈　伟　王月丹

编　　委（以姓氏汉语拼音为序）

陈　伟　北京协和医院

程　刚　北京大学医学部

储　屹　空军军医大学

崔江红　中国健康管理协会健康文化委员会

高春辉　北京热心肠生物技术研究院

耿嘉玮　北京市鼓楼中医医院

郝万山　北京中医药大学

江　帆　广州医科大学附属脑科医院

蓝灿辉　北京热心肠生物技术研究院

李和权　浙江大学医学院附属第一医院

李笑秋　安徽医科大学第一附属医院

厉彦虎　国家体育总局运动医学研究所

梁　红　北京回龙观医院

刘　野　首都医科大学附属北京妇产医院

潘寅兵　江苏省人民医院

庞　宇　北京回龙观医院

史　宇　解放军总医院第三医学中心

宋崇升　北京回龙观医院

汪光亮　中国老龄产业协会医养结合与健康管理委员会

王贵强　北京大学第一医院

王阔海　北京文艺网

王立祥　解放军总医院第三医学中心

王　伟　北京中医药大学

王雪芬　浙江大学医学院附属第一医院

王月丹　北京大学医学部

徐顺霖　北京大学第三医院

颜意娜　杭州电子科技大学

杨甫德　北京回龙观医院

杨晓明　中国生物技术股份有限公司

张文宏　复旦大学附属华山医院

张祎捷　河南大学临床医学院

周培培　北京市鼓楼中医医院

左加成　北京中医药大学

文字润色　孟昭美　钱燕宁　张卫华　于　欢　高　翔

序一

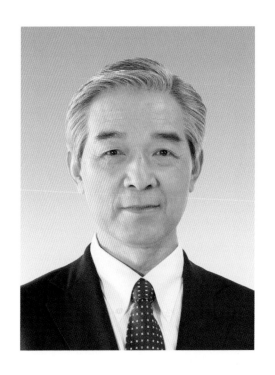

　　身处快速流动的数字世界，人类的生产生活方式发生了很大变化。在城市化、工业化和人口老龄化的新时代背景下，我们又该如何活得更好、活出健康？追求健康是我们每个公民的共同责任，更是对家庭和社会应尽的义务，因此我们必须时刻牢记：生命安全和身体健康的第一责任人是我们自己！

无论经济社会如何发展，疾病始终是人类共同的敌人，而战胜疾病需要我们自身的免疫力，保持良好免疫力的关键在于坚持健康的生活方式。科学证明，60% 的疾病与生活方式有关，医疗因素仅占 8% 左右。任何社会关心的卫生和健康热点，都需要有关方面及时提供权威信息、权威解读和专业建议，王贵强、王立祥、张文宏教授组织国内著名专家共同编写的《活出健康——免疫力就是好医生》做了一个好表率。

　　当前，新型冠状病毒肺炎疫情引发全球高度关注。无论是在科学抗疫的实战中，还是在日常生活中，我们都需要事实而非虚假、科学而非谣言、团结而非污名化，并以此构建人类健康命运的共同体和更加安全、美好的未来。我们应及时采取统一行动，不断提升公民健康素养和全生命周期健康管理。

　　预防疾病从自己做起，坚持健康生活方式以改善免疫力。主动健康，当好自己健康的第一责任人！

中国工程院院士
中华预防医学会名誉会长
健康中国行动专家咨询委员会主任委员

2020 年 3 月

序二

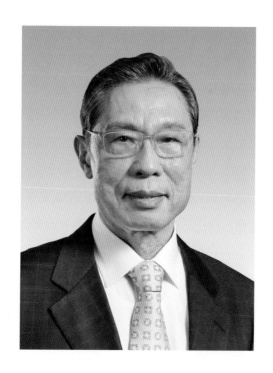

　　2019 年，突发新型冠状病毒肺炎，世界卫生组织确定其为全球突发公共卫生事件，已严重影响了我们正常的学习、工作和生活。相对于 2003 年发生的非典，虽然它们都是以呼吸道飞沫和密切接触为主要传播方式，但它的致死率更低，而传染性却更强，目前已在全球多个国家流行。对于新型冠状病毒，我们还需要时间去认识它、应对它，防控形势依然复杂严峻。

当今社会经济与科学技术飞速发展，人口老龄化问题日益凸显，使得疾病谱和医学模式都发生了很大变化，慢性病成为影响人们心身健康的主要危险因素，但新发传染病依然危害巨大。人们多坐少动的生活方式、紧张且不规律的生活状态、不合理的膳食模式、烟草和酒精的滥用等，都直接导致免疫力低下。人们试图通过各种方式来改善机体免疫力，而这些需要进行相关健康知识的普及与实践规范。

众所周知，目前针对新型冠状病毒肺炎并无特效药物，此病的发生、发展以及预后都和人体的免疫系统密切相关。机体真正将病毒清除干净，依靠的是自身的免疫系统，即我们常说的"免疫力"。王贵强、王立祥、张文宏教授组织国内著名专家共同编写的《活出健康——免疫力就是好医生》一书，首次系统地介绍了免疫力抗疫的相关知识，内容实用、及时准确，为提高全民疾病防控意识和健康素养，切实起到了"传道授业，答疑解惑"之目的。

人人为我、我为人人。我乐而为之序。

中国工程院院士
国家卫生健康委员会高级别专家组组长
国家呼吸系统疾病临床医学研究中心主任

钟南山

2020 年 3 月

序
三

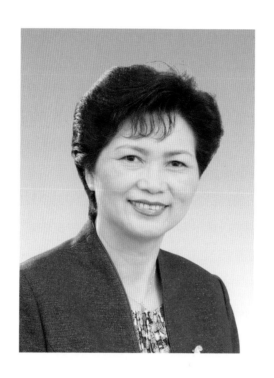

　　免疫系统是生物进化的宝贵遗产，能通过自身调节消灭大部分入侵机体的病原微生物。在正常范围内，免疫系统越强，消灭病毒和细菌的周期就越短。简单地说，病毒感染的过程，就是病毒和免疫系统赛跑的过程。病毒跑赢了，病情就重；免疫系统跑赢了，我们就被治愈了。以往人们对免疫力的理解比较含糊，认为免疫力比较抽象且可有可无，而在经历了疫情后才知道免疫力有时可以决定生死。

免疫力是什么？我们该如何改善免疫力？要知道，免疫系统是随时处于战备状态的"健康卫士"，会适时地采取行动来维护我们的身体健康。任何药物都无法取代人体内与生俱来、兼具防御和修复双重功能的免疫系统，一个让人担忧的趋势是：由于抗生素滥用，破坏了微生态的平衡，导致主流抗生素失效的速度比替代药物的研发速度更快。

微生态为何对免疫力如此重要？正常生理状态下的微生态是动态平衡的，微生态直接决定机体的免疫力。免疫力下降会加剧人体微生态失衡，从而导致病毒和细菌感染，进而引发一系列炎性病理反应。我在抗击新型冠状病毒肺炎疫情期间，反复强调要注重新型冠状病毒肺炎患者的电解质和微生态两个平衡，这是我多年的临床经验。

《活出健康——免疫力就是好医生》由王贵强、王立祥、张文宏教授组织国内著名专家共同编写，采用通俗易懂的语言来阐释免疫力，解答了广大人民群众迫切关心的"大问题"，值得一读。

特此为序。

中国工程院院士
浙江大学医学院附属第一医院
国家卫生健康委员会高级别专家组成员

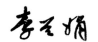

2020 年 3 月

序
四

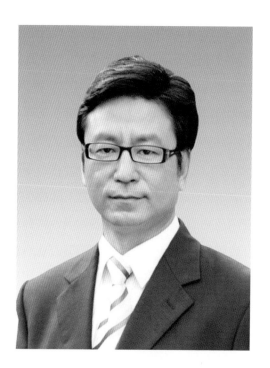

看到这本书封面上的那些名字，我们一定知道在这次抗疫之战中，他们有多忙，有多累！相信其中的好多人，就是我们心目当中的英雄！

　　但是我们要思考这样一个问题：这么忙，这么累，他们为什么还要抽出时间写这本书？答案可能很简单，因为他们清楚：我们每个人的健康，不能单纯依赖英雄医生们，而是需要唤醒和强化我们每个人身体当中的英雄——免疫力。

　　"免疫"二字已经清楚地说明，在我们的生命历程中，它们每天都在保护着我们，但这个"力"却有大小之分，有强弱之分，如何在正常的范围内增强免疫力，让它成为我们每个人最值得信赖的健康防线，这才是保持健康的关键！与其防线失守，被动依赖于医生，不如强化防线，主动保护自己。

　　让封面上的这些名字，好钢用在刀刃上吧。

　　改善免疫力，是我们为自己，也是为这个世界作出的大贡献，你也可以成为自己的英雄！

中国中央广播电视总台知名主播

2020 年 3 月

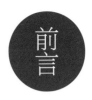

前言

不管是新型冠状病毒经典的对肺脏攻击，还是新近发现的对心脏、中枢神经系统、肾脏等的攻击，它几乎无一例外地攻破了一道叫"免疫"的防线。

临床上目前任何的治疗手段，都是在维护和保护这道防线不受病毒或者"趁火打劫"的细菌等的侵袭。

这就是为什么媒体上"基础疾病"出镜频率很高的原因之一，因为有着基础疾病的患者，免疫力更差，就如城防系统中有一支喜欢逃跑的部队，"聪明"的病毒会乘虚而入。

本书的关键词就是：免疫力。

"免疫力"可能是如今人们既熟悉又陌生的词汇了。说它熟悉，是因为我们每个人日常生活中都在用这个词，我们的吃喝玩乐中只要涉及健康问题，必然会提到"免疫"。例如，我们吃饭时会想到哪些食材可以提高免疫力，喝水时会说凉茶、功能饮料甚至药酒可以增强免疫力，就连跑步、瑜伽、太极拳等运动、娱乐也会让人联想到改善免疫力。可是在课堂上，让学生对"免疫"这个词进行一个科学的定义时，却没有几个人能够准确回答出来。有人说，"免疫力就是抵抗力。"这句话没有错，但究竟是对什么的抵抗力呢？这就需要进行一个深入探究了。

在人类的历史上，人们饱受野兽、地震、洪水、干旱、蝗灾和各种战争的困扰，其中对于人类生存威胁最大的就是由各种病原体引起的传染病，也就是人们常说的"瘟疫"。在各种史书中，人们记载了大量有关瘟疫的事件，各种传染病的流行不断地改变着人类的历史。例如，我国东汉末年，由于瘟疫大流行，人民生活和生命受到了极大的威胁，当时一名叫张角的道士，以防治瘟疫的名义，聚集百姓，发动了黄巾起义，导致了东汉的灭亡，并开启了从三国、两晋、南北朝的数百年乱世。在西方，传染病的流行也经常改变各个国家的政治生态。例如，英国的安妮女王曾经生育了17名子女，因传染病和其他因素，没有一个子女能够活到成年继位，最终导致女王死后英国的斯图亚特王朝绝嗣灭亡，而安妮女王也成了最后一位否决英国议会决议的英国君主。因此，说传染病是决定和制约人类文明与发展的重要因素一点儿也不为过。

最初，人类面对传染病的威胁，只能被动忍受，即便求助于迷信与巫术，也无法改变大批同类因为传染病而死的结局。但是，在与传染病的斗争中，人类不断积累经验，总结和记录着各种有关传染病的细节，探索着预防和治疗传染病的方法。随着科学技术的发展，17世纪列文·虎克借助显微镜观察到了细胞和微小生物，19世纪中后期，法国微生物学家路易·巴斯德证明细菌是导致各种食物及动物尸体腐烂的原因，开启了对传染病发病原因研究的新时代。

对于导致传染病的原因，当时德国著名微生物学家罗伯特·科赫提出了四条法则，用以确定引起某种传染病的病原体，这就是著名的科赫原则。

1. 在每一病例中都出现相同的微生物，且在健康者体内不存在。
2. 要从宿主分离出这样的微生物并在培养基中得到纯培养。
3. 用这种微生物的纯培养物接种健康而敏感的宿主，同样的疾病会重复发生。

4. 从试验发病的宿主中能再度分离培养出这种微生物。

19 世纪是一个人类科技迅速崛起的时代，是各种观点激烈碰撞、讨论，甚至斗争的年代。当科赫提出关于传染病发病的科赫原则以后，迎来了他人生中第一次重大的学术挑战。这个挑战者就是当时德国的著名生理学家佩顿·科菲。佩顿·科菲是专门研究能量代谢与人体营养的专家，曾经成功地测量出人体每天消耗的氧气量，享有非常高的学术地位。佩顿·科菲认为，人类发生传染病的原因其实是营养不良，并举例说乞丐因为经常吃不上饭，营养不良，与富人相比，更容易发生传染病。而且很多聚集性发病的疾病，例如"脚气病"，已经被证实是由于缺乏维生素 B_1 等微量元素或者矿物质导致营养不良，进而引起的疾病。为了证明自己的正确和科赫的错误，佩顿·科菲曾经当着 200 多人的面喝下了一整试管的含有活霍乱弧菌的培养液，为了避免胃酸杀死细菌，他还同时喝下了苏打水来中和胃酸。在试验前，佩顿·科菲说，"如果我因为霍乱死亡，就能够验证科赫原则的正确性，也是值得的。"但是，试验的结果却是佩顿·科菲只发生了很轻微的腹泻症状，而没有得霍乱。这个结果让科赫也不得不对最初的科赫原则进行了调整，修改了其中的第三条原则。

今天，我们都知道，各种传染病都是由病原体感染引起的，科赫原则是确定传染病及其病原体的重要原则和基础，但是，导致当年科赫原则在佩顿·科菲试验中落败的原因是什么呢？

这个答案就是人体的免疫力，也就是人体对于各种病原体的防御和抵抗能力。人类感染病原体后，是否产生传染病的症状以及症状的严重程度，是由病原体的数量和毒力，以及人体的免疫力共同作用的结果。正因为不同个体对于不同病原体的免疫力存在着个体差异，所以每次传染病大流行时，虽然可能会有人类大量死亡的情况发生，但总会有生命力顽强的个体幸存下来，延续人类的文明。正是由于免疫力的保护，人类才能够在与各种病原体的斗争中顽强地生存下来，书写着人类辉煌的历史。

目前，人类的生活正在受到新型冠状病毒的严重威胁，对于新型冠状病毒，目前还没有特效药物和治疗方法，只能通过隔离和支持疗法，对其感染的症状进行处理，维持患者生理功能和生命体征的平稳，最终还是要依靠患者自身的免疫力来清除体内的病毒而获得痊愈。因此，有人说，治疗新型冠状病毒感染唯一的特效药物就是患者自身的免疫力。

抗疫关键靠免疫！在目前还没有疫苗和特效药物的前提下，"免疫力"成为了新型冠状病毒暴发以来网络上、生活中大家关注度最高的词汇，人们纷纷通过不同方法来改善自己的免疫力。面对疫病，我们该怎么办？带着这些疑问，我们一起来学习和探究人类机体免疫力的奥秘，科学提升健康品质，远离包括新型冠状病毒在内的各种病原体的感染与威胁吧！

谨以此书致敬在抗击新型冠状病毒肺炎疫情中作出贡献的所有人！致敬最美逆行者！

2020 年 3 月

细说免疫 1

目录

四大基石 筑牢健康 **17**

21

中　科
医　学
药　认
　　识
中医药　89

维持免疫力平衡的健康方法 121

细说免疫

我总是被伤害，但却无法第一时间知道伤害我的是谁。

如果我能够识别出是谁在伤害我，我一定会发起反击。

我，就是人体免疫系统！

我就始终如一地护佑着人类的生命健康，

人类与传染病的较量史，就是我寻找凶手的斗争史。

免疫力的前世今生

人类与传染病斗争的历史，是一部人类不断认识自然规律、掌握自然规律、利用自然规律并不断战胜传染病的"战疫"史。

6 只兔子走了 1 500 年——最致命的传染病与最原始的疫苗

对于疫苗和传染病之间的关系，可以用"以毒攻毒"进行理解，就是把活的或者死的病毒提供给人体，让人体的免疫系统记住这个家伙的样子，以后一旦这个家伙再次出现，人体的免疫系统就会对它发动精准攻击，不致被狡猾的病毒伤害。

通过接种疫苗来预防传染病是免疫学对于人类最大的贡献，例如狂犬病是一种发病后病死率几乎为 100% 的可怕传染病，现在如果有一个人被狗咬了，那么这个人一般会在第一时间去指定医院或者疾控中心按照规范程序注射狂犬病疫苗，之后他就安心回家休息了，基本不会担心发生狂犬病了。

如果回到 1 600 多年前的中国古代，那个时候被疯狗咬了人可怎么办呀？毕竟在那个时代，既找不到定点医院，也找不到疾控中心，更没有狂犬病疫苗可供接种。难道在那个年代被疯狗咬过的人，就只能消极等死吗？

在我国晋代，一位名叫葛洪的中医名家写了一本名为《肘后备急方》的中医方剂著作。在《肘后备急方》中，记录了几十种被疯狗咬伤以后的治疗方法，其中一种就是将咬人的疯狗打死，取出脑子，涂抹在伤者的伤口上。这疯狗的脑子就是最原始的"疫苗"了。

在疯狗的脑子和唾液腺中，都存在着狂犬病毒。唾液腺中营养条件很差，口腔的温度不如脑子里稳定，而且经常与外界食物等接触，病毒的复制过程容易被打扰，所以繁殖速度慢，病毒毒性强；中枢神经系统中，由于血脑屏障的存在，病毒很少会受到免疫系统及各种有毒有害物质的打扰，而且温度更加稳定、营养更加充足，病毒繁殖速度很快，更容易出现变异而毒力减弱的毒株，成为天然的减毒活疫苗。使用疯狗的脑子涂抹伤口，就是一种原始疫苗的免疫接种过程。

19世纪80年代，路易·巴斯德利用同样的原理，将疯狗打死，从狗脑子中取得狂犬病毒。但他并不是直接使用这个减毒活疫苗，而是将疯狗的脑子注入兔子的脑子里，让狂犬病毒进一步增殖，待兔子发病后再取出其脑组织，注入健康兔子的脑子里，连续传6只兔子以后，兔子便不再因为狂犬病而死亡，此时取兔子的脑组织制成狂犬病疫苗，就是狂犬病的减毒活疫苗了。这种巴斯德发明的狂犬病减毒活疫苗也被称为巴氏疫苗，一直被用于预防狂犬病，直到21世纪初被灭活疫苗所取代。巴氏疫苗拯救了数量庞大的被狗咬伤的患者的生命，为人类防控狂犬病的流行做出了巨大的贡献。晋代医家葛洪利用疫苗减毒的原理并付诸实践，与巴斯德的巴氏疫苗只有6只兔子的距离，但这6只兔子整整走了1 500年。

"大的像大盆、小的像小锅"的麻脸歌谣——人痘疫苗的出现和应用

在人类历史上，要说最为可怕的传染病恐怕非天花莫属了。天花是一种由天花病毒引起的全身性急性传染病。其主要症状是患者接触了天花病毒以后，病毒会感染人体细胞，引起皮肤和黏膜以及全身各种组织感染，其中皮肤和黏膜可出现溃疡、坏死等病变，比较容易被观察到，痊愈后往往形成瘢痕，影响外观。在古代，人们将天花患病后留下的瘢痕称为"麻子"，"大的像大盆、小的像小锅"描述的正是这种情况。这种瘢痕严重影响人的外貌，如果发生在面部，基本就是毁容了。所以过去经常用"娶个麻脸老婆"来诅咒一个人，说明那时候"麻脸"还是大概率事件，而其中大部

分麻脸都是拜天花所赐。

天花还会感染人类的角膜，痊愈后会导致眼睛失明，由于天花的损伤一般是非对称性的，所以在古代天花流行过后，往往有很多单眼失明的人。天花在引起皮肤和黏膜损伤的同时，还会引起发热和其他多器官组织的损伤，患者往往死于天花病毒感染后引发的细菌感染，病死率可高达25%~40%。但如果患者发生天花后没有死亡，痊愈后就会获得对天花病毒的终身免疫，不会再发生天花了。

天花最早起源于古代埃及，科学家在3 000多年前埃及法老拉美西斯五世的木乃伊上就发现了天花痊愈后留下的瘢痕。尽管古代交通不发达，也没能阻挡天花的扩散和蔓延，天花先后经过中东传播到了古代埃及、罗马，乃至整个欧洲，在欧洲发生过数次大流行，其中一次大流行就杀死了欧洲当时2亿人中的1/4，堪称传染病之王。天花还通过商旅、战争和宗教活动，向东经过印度，于公元1世纪（我国东汉时期）传入我国，在之后的一千多年中，国内仅有历史记载的天花大小流行就达到上千次。

面对天花，我国人民并没有低头，而是总结出了该病终身免疫的规律，发明了人痘疫苗，即将轻症天花患者皮肤病变后形成的痂皮，通过袍衣法、吹鼻法和种痘法等方式，主动给未发生过天花的易感者接种，使其经过轻症天花感染而获得对天花的终身抵抗力。这种方法最早的文字记录出现在明清，但据传人痘疫苗的接种至少在宋代就已经在我国普遍使用了，在我国宋代的古墓中还曾经出土过用于人痘疫苗吹鼻法接种的瓷质吹管。

人痘疫苗接种法在我国取得了非常好的效果，大大减少了天花的感染人数和因天花而死亡的人数。于是，人痘疫苗被我国周边的国家广泛采用，并于1721年引入英国。在接种的过程中，人痘疫苗给英国带来了很大的麻烦，造成接种地区的天花传播甚至流行。对此，英国政府不得不下令禁止接种人痘疫苗。

造成接种效果出现巨大差异的原因，其实是当时的英国人口稀少、交通落后，天花每次流行时都很难在英国全国流行，人群普遍对天花敏感。但在当时的中国，由于上千年的大小流行，对于天花病毒敏感的人群大量死亡，幸存者对于轻症天花有一定的抵抗能力，所以当时在中国接种人痘疫苗的效果会比英国好很多。

为什么传染病流行一段时间后病死率会下降

历史记录中有很多类似情况，某种传染病反复流行后，就会出现人们发病的症状变轻和病死率下降的现象。这种现象出现的原因，往往并不是病原体因为基因变异导致传播力和致病力下降，其本质更可能是传染病对于人群易感个体进行淘汰的自然选择的结果。

中国古代的人痘疫苗是人类向传染病进行的第一次成功的主动出击，为人类最终控制天花的流行并战胜天花奠定了良好的基础。

"毒蛇和蚂蚁来帮忙"——来自大航海时代的传奇

15世纪末到16世纪初的欧洲迎来了令人神往的大航海时代。人们在全世界进行航海探险，发现了很多当时尚未了解的地球秘密。

引领了大航海时代的欧洲国家是葡萄牙，葡萄牙水手向南航行的第一站就是非洲。在非洲，葡萄牙水手遇到了很多前所未有的困难，其中之一就是致命的毒蛇，有很多优秀的葡萄牙水手死于毒蛇咬伤后的蛇毒中毒。他们观察到，非洲本地人会将毒蛇的毒牙拔出来，取出蛇毒并放在蚂蚁窝里进行处理，然后将处理后的蛇毒涂抹在身体用小刀划开的伤口上，之后这个人就可以获得对蛇毒的免疫力。葡萄牙人也学着当地人的做法，很好地预防了毒蛇咬伤后的中毒现象。

通过研究，人们发现蛇毒本质上是一种蛋白质，而蚂蚁可以分泌蚁醛（即甲醛），蚂蚁窝中的甲醛可以破坏蛇毒的蛋白质活性结构，使其失去毒性，但可以保留其免疫原性，引起人体产生抗蛇毒抗体，从而中和进入体内的蛇毒毒性。后来，人们采用福尔马林（甲醛溶液）代替蚂蚁窝来处理蛇毒制成疫苗，这就是类毒素疫苗。后来同样的方法也被用于人们处理细菌的外毒素，制备白喉及破伤风的类毒素疫苗。在类毒素疫苗的基础上，人们还利用福尔马林等灭活细菌和病毒等病原体，使其失去感染性和致病力，但可以保留引起机体产生抗体等免疫应答的免疫原性，制成灭活疫苗（如流感疫苗）。

在古代，人们通过与传染病的斗争，逐渐了解和掌握传染病的发病原因和免疫规律，并据此发明了原始的疫苗，进行了初步疫苗免疫接种的应用与实践，取得了一定的预防传染病流行的效果，在一些地区取得了很大成功。但真正能够帮助人类控制和战胜传染病的免疫学工具，还在路上。

跟踪美女的意外收获——牛痘疫苗的发明

话说人痘疫苗在 1721 年被引入英国后，因为效果不佳且容易造成天花流行而被禁止使用。在整个 18 世纪，英国，特别是伦敦的人口大量增加，传染病肆虐，天花常常暴发流行。

一位名叫爱德华·詹纳的年轻内科医生走在伦敦街头时，发现很多年轻的女性满脸都是大疙瘩，也就是天花痊愈后留下的瘢痕组织，但偶尔也能遇到一些面貌清秀、脸上没一丝有瘢痕的女性，这吸引了詹纳的目光。他打算揭开这个秘密，于是就跟踪（我们今天称为流行病学调查）这些女士，一探究竟。本来，他以为这些女性应该是出身名门的大家闺秀，因为生活条件优越而没有得天花，但是调查的结果却让詹纳大跌眼镜。这些女性都是牧场的挤奶女工，并且都得过牛痘这种传染病。牛痘是类似人类天花的牛的传染病，是由与天花病毒同属于痘病毒科的牛痘病毒感染引起的。人类感染牛痘以后，症状很轻，通常表现为接触病毒的部位出现一个溃疡或者脓包，很少出现全身症状。

于是，詹纳有了一个大胆的想法，他认为人感染过牛痘以后，就不会再得天花了。在1796年的一天，詹纳找来了一名正在患牛痘的挤奶女工，从她手臂上的脓包中提取了一些含有牛痘病毒的脓液，涂抹在他家邻居一名小男孩胳膊上用小刀划出的伤口上。几个月以后，詹纳从一名严重的天花患者身上获得了皮肤脱落的痂皮，并将足以让成年人发病的两倍剂量的痂皮吹入邻居家已经接种过牛痘疫苗的小男孩的鼻子里。最终，小男孩没有发生天花，表明牛痘疫苗预防天花取得了成功。

牛痘疫苗因为效果明显、接种安全，迅速传遍了全世界，开创了科学免疫学时代，使免疫学成为一门有直接实用价值的科学。但是，牛痘的发明还只是人类和天花战争中的一个关键转折点，要取得这场战争的最终胜利，人类还要继续努力。

鸡屎的启发——巴斯德发明减毒活疫苗

法国人路易·巴斯德不仅是一位非常著名的微生物学家，也是一名非常出色的免疫学家。巴斯德一生有很多重要的发现和发明，对我们现代人生活影响最大的，莫过于牛奶和葡萄酒制造业普遍采用的巴氏消毒法。该方法是将诸如牛奶和葡萄酒这样的液体进行加热，但不沸腾，杀灭其中的细菌繁殖体，从而实现保鲜但又不改变食物品质的目的。现在，巴氏消毒法依然是医疗和食品行业使用非常广泛的消毒方法。

巴斯德发明巴氏消毒法以后，利用这个技术的专利所获得的资金建立了一个微生物与免疫学的研究所，这就是著名的巴斯德研究所。由于经费有限，创办之初，巴斯德对研究所的每项支出都精打细算，为控制成本而尽量自己动手。在进行鸡霍乱的研究中，由于没有成熟的细菌培养基，巴斯德必须要把发生鸡霍乱的病鸡的肠道内容物，也就是鸡屎，提取出来，注射给健康的鸡，等注射鸡屎的鸡发病后，再取出鸡屎，继续注射给其他健康的鸡……以此来维持鸡霍乱杆菌的培养。

在一次注射过程中，当给最后一只鸡注射时，巴斯德发现鸡屎的量不够了，只有平时的一半，为了不浪费鸡屎，他还是把这半份鸡屎给健康的鸡注射了。结果，这只注射了半份鸡屎的鸡却一直没有发病，而同一批被注射了正常量鸡屎的鸡都已经死了。为了不浪费这只鸡，巴斯德又给这只鸡注射了高于平时注射剂量1倍的鸡屎，可这只鸡还是没有发病。于是，巴斯德总结出一个原理，"如果用少量的毒力比较弱的病原体，刺激动物的免疫系统，这些动物可以对数量更多、毒力更强的同种病原体产生抵抗能力。"这就是减毒活疫苗的制备原理。根据这个原理，巴斯德发明了鸡霍乱疫苗，又相继发明了炭疽疫苗和狂犬病疫苗。在此基础上，后来的科学家又研发出了卡介苗、脊髓灰质炎减毒活疫苗和麻疹减毒活疫苗，大大丰富了人类对抗传染病的疫苗库，为人类控制这些传染病的流行作出了巨大贡献。

让病原体原形毕露的血清学检测

在与传染病的斗争中，人类在很长一段时间里都没有发现导致传染病的罪魁祸首，当科赫发现了病原体是传染病的病因后，人们可以通过分离病原体并对其进行培养，进而进行形态学鉴定，但还是无法精确区分各种病原体及其各自引起的相应传染病。1896年，Widal首先提出可以采用伤寒沙门菌，利用免疫凝集技术检测患者血清中伤寒抗体的存在，从而对伤寒的感染进行诊断，称为肥达氏反应，这开创了免疫学诊断和血清学研究的先河。

在此基础上，人们研发出了免疫凝集、免疫沉淀、补体结合实验、ELISA、免疫荧光、免疫发光以及放射免疫标记等技术方法，用于各种病原体的检测，大大推进了人类对传染病及其发病原因的认识，促进了对传染病治疗的改进，减少了因传染病而死亡的患者人数。

中医"以毒攻毒"启发了抗体的发现——冯·贝林与抗毒素

19世纪末期，德国人冯·贝林与一起在柏林大学医学研究所工作的日本人北里柴三郎共同受实验室负责人科赫的指派，研究破伤风及其发病原因与机制。在研究中，北里柴三郎于1889年分离并培养出破伤风杆菌。当他们给豚鼠注射破伤风杆菌的培养物时，发现豚鼠会因为破伤风毒素中毒而出现全身肌肉痉挛、强直性收缩而死亡，与人类破伤风发病具有相同的症状。

据说，1890年的一天，北里柴三郎向贝林提出，在和医（也就是在日本流传的中医）中有"以毒攻毒"的说法，可以进行尝试性治疗。于是，北里柴三郎将因破伤风死亡的豚鼠血清收集起来，注射至正在发病的豚鼠体内，结果有些正在发病的豚鼠就被治愈了。但贝林认为，所谓"以毒攻毒"的理论并没有科学的解释，他继续做了比较实验。他把发生过破伤风但没有死亡而是幸存下来的豚鼠的血清收集起来，并注射给正在发病的豚鼠，结果出乎意料的好，治愈率远远超过北里柴三郎采用的因破伤风死亡的豚鼠血清。于是，冯·贝林总结出，发生破伤风后，动物的血清中会产生对抗细菌毒素的抗毒素（也就是我们现在所说的抗体），采用含有抗毒素的血清（抗血清），可以用来治疗传染病。

1890年，冯·贝林制备出了抗白喉外毒素血清，在巴黎的一所医院中用于治疗白喉患者，取得了成功。这是世界上第一次利用抗血清（抗体疗法）成功治疗传染病。冯·贝林也因为发明了白喉抗毒素而获得了1901年第一届诺贝尔生理学或医学奖。更为难能可贵的是，在采用抗毒素治疗白喉和破伤风的过程中，冯·贝林和北里柴三郎的同事，德国犹太人埃里克（1908年诺贝尔生理学或医学奖得主）对抗血清中的抗毒素进行了定量，把能够治疗一只发生破伤风豚鼠所需的抗毒素的剂量定为1个国际单位（IU），并根据患者的病情和体重采用不同剂量（IU）的抗毒素进行治疗或者预防，这使得免疫学疗法进入了精准定量应用的时代。目前，人们发生开放性外伤时，使用的破伤风抗毒素依然要按照国际单位（IU）作为定量标准。

全球公共卫生大协作——天花大战

自从爱德华·詹纳发明了牛痘疫苗后，由于其安全有效，很快被推广到全世界，大大减少了天花的发病人数，英国和美国本土先后在 20 世纪 30 年代和 40 年代宣布消灭了天花这种传染病。在中华人民共和国成立以后，我国大力推广天花疫苗的接种，并于 1960 年在与缅甸接壤的云南省孟连县治愈了最后一例天花患者，消灭了这种烈性传染病。

从这些国家的经验中，世界卫生组织总结认为，大规模的牛痘疫苗接种是防控天花流行的有效方法，人群中高疫苗接种保护率有利于形成对天花的群体免疫屏障，阻断该传染病的传播与流行。于是，世界卫生组织于 1962 年开始在全球范围内组织大规模的牛痘疫苗计划免疫接种，取得了巨大的成效，天花发病人数迅速减少。1977 年最后一例天花患者在索马里被治愈，天花病毒被从自然界中消灭了，1980 年，世界卫生组织宣布天花这种疾病被人类消灭，人类再也不用接种牛痘疫苗了。

天花的消灭标志着人类在与传染病的斗争中取得了第一次全面彻底的胜利，也表明疫苗是预防传染病的有效工具，计划免疫措施是管控传染病的有力措施。后来，人们又通过疫苗的计划免疫接种措施，大大减少了麻疹、结核、脊髓灰质炎、流脑等严重威胁人类健康和生命的传染病的发生，显著延长了人类的平均寿命，奠定了现代人类伟大成就的基础。

乙肝疫苗——基因时代的疫苗

在人类利用自然界病原体及其变异株制备疫苗的过程中，常常会遇到一些棘手的问题。例如，人们收集乙型肝炎患者的血清，从中分离乙型肝炎病毒颗粒，制备乙肝的灭活疫苗，称为血源性疫苗。虽然接种血源性疫苗也能使机体产生保护性免疫，但如果灭活不彻底，就可能导致疫苗源性的乙型肝炎病毒感染。

随着现代生物技术的发展，对微生物进行基因工程改造成为了可能。为了解决血源性疫苗的安全性问题，人们将乙型肝炎病毒的表面抗原基因克隆出来，并通过基因重组技术插入到酵母菌等微生物的基因组中，利用这些微生物表达出基因重组乙肝疫苗，这样不仅不含有乙型肝炎病毒的感染因子，使疫苗安全性得到了彻底的保证，而且大大降低了生产成本，更有利于疫苗的大规模应用和推广。

HPV 疫苗——女性的宠儿

天花、麻疹等急性传染病被控制以后，研究人员的目光又落在了人乳头状瘤病毒（HPV）等致癌病毒感染上。通过基因工程改造技术，人们已经将 HPV 的抗原重组进入酵母的基因组中，成功制备了 HPV 疫苗。随着该疫苗的研制成功和推广使用，宫颈癌的发病率将会不断下降。

传染病是人类发展中一直面临的挑战与需要解决的问题，随着现代生物医学技术的进步，人类在这场战争中掌握了越来越多的主动权，但最终战胜传染病还是需要人类的智慧和勇气，以及团结与牺牲精神。

免疫力家族成员

免疫力是预防和治疗疾病的"良药",机体的免疫力其实就是我们身体中免疫系统的功能,表现为对各种病原体防御、抵抗和清除的能力。正是有了免疫力,人们才不会被病原体感染而发生疾病。免疫系统就是免疫力的源泉,就是免疫力的物质基础。

根据其是否具有抗原特异性,可以将人体的免疫力分为免疫屏障、先天性免疫和适应性免疫。

免疫屏障

人体是一个由各种细胞组成的有机整体,各种细胞能够在其中进行正常的生理活动,维持人体的生命与健康,需要一个稳定的内环境。如果把人体比喻成一座城市,那么这个城市的围墙就是机体的体表免疫屏障。在人体内部,大脑等特殊器官需要进一步的保护,于是就有了各自的免疫屏障,就像是城中之城。

根据位置,可以将免疫屏障分为物理屏障、化学屏障和生物屏障,它们发挥着保护人体内环境或者特定器官生理环境稳定的免疫功能。

物理屏障:在皮肤和黏膜表面,具有由致密上皮细胞组成的皮肤和黏膜上皮组织,可以发挥机械屏障的作用。这道屏障就好像是一道高大而坚固的城墙,将病原体彻底挡在机体外面。皮肤的表皮还具有角质化的上皮细胞和毛发等附属物,从而强化其物理的机械阻断能力。在正常、完整的情况下,无论是皮肤还是黏膜,都具有非常有效的阻挡病原体入侵的作用。

化学屏障:皮肤具有汗腺和皮脂腺,黏膜也具有各种外分泌腺体和分泌细胞,可以产生汗液、皮脂和唾液、黏液等分泌物。这些分泌物就好像是城墙外面的护城河和壕沟，大大增加了病原体感染人体细胞的难度。在这些皮肤和黏膜分泌物中，含有大量的杀菌和抑菌物质，可以杀死病原体或者抑制其生长，从而形成防御和抵抗病原体感染的化学屏障。

生物屏障：在人体体表的皮肤和黏膜上，存在着大量细菌、酵母等微生物，这些微生物在正常情况下不会引发疾病，因此被称为正常菌群。正常菌群的数量很大，一个人携带的正常菌群的细菌总数可以与这个人体内细胞数量总和相同。它们可以通过物理占位与病原体竞争结合上皮细胞、竞争消耗营养物质等方式，或者通过分泌抗生素等具有杀菌和抑菌作用的物质，对具有致病性的病原体产生防御和抵抗作用。

先天性免疫

先天性免疫是指机体出生以后就具有的、与生俱来的、与抗原刺激无关的免疫功能，也被称为天然免疫或者非特异性免疫。先天性免疫在机体抗感染免疫过程中发挥着十分重要的作用，特别是感染的早期阶段，机体通过先天性免疫过程就可以清除入侵机体的少量病原体，将感染消灭在萌芽阶段。

先天性免疫在适应性免疫应答的启动、调节和效应阶段也起到重要作用。先天性免疫是启动适应性免疫应答的基础，调节适应性免疫应答类型的关键，也是协助适应性免疫应答发挥杀伤和清除病原体等异物的"好伙伴"和"好帮手"。

适应性免疫

适应性免疫是指人体在遇到某种抗原的刺激后，体内相应的特异性T细胞、B细胞克隆活化、增殖分化，并产生特异性抗体或者致敏的淋巴细胞等免疫应答产物，这些免疫应答产物可以特异性地清除进入机体的病原体或者异物，这个过程称为适应性免疫，也称为获得性免疫和特异性免疫。适应性免疫具有反应性、特异性和记忆性特点，是动物适应周围环境，获得抵御周围环境中常见病原体的免疫力。

人体的适应性免疫是由 T 细胞和 B 细胞两种适应性免疫应答细胞以及抗体这种特异性免疫应答分子组成的。

T 细胞：免疫系统的协调员。人体血液中存在着淋巴细胞，其中一个群体称为胸腺依赖的淋巴细胞，即 T 细胞。它具有高度的异质性，参与机体特异性细胞免疫应答的发生，而且在抗原诱导的抗体产生及其参与的体液免疫应答中发挥着重要的辅助调节作用。

B 细胞：抗体的制造者。B 细胞是人体内非常重要的一种适应性免疫应答细胞，是人体适应性免疫的重要组成部分。

抗体：抗体是当之无愧的人体免疫明星。在机体防御和抵抗病原体感染的第一线，常常可以看到抗体的身影，抗体也是人体产生免疫力的标志。

抗体最主要的功能是特异性地识别和结合病原体或者其他抗原性异物。人们把抗体分为 IgA、IgG、IgM、IgE 和 IgD 五类，这五类抗体各有特点。IgA 是黏膜免疫的主要抗体成分，是人体化学免疫屏障的重要组成分子；IgG 是人类血清中含量最多的抗体，是人类适应性免疫的主要成分，还可以通过胎盘进入胎儿体内，为出生后的婴儿提供免疫保护；IgM 是人类出现最早的抗体，也是在感染早期出现的抗体，它的出现和存在往往意味着病原体正在感染人体；IgE 是血液中含量最低的抗体成分，与抗寄生虫感染免疫应答和过敏性休克、哮喘及荨麻疹等速发型超敏反应的发生有关；至于 IgD，它是一种人体内很神秘的抗体，研究人员至今还没有发现其存在的确切价值和功能，对于 IgD 的研究还在进行中。

目前临床使用的抗体药物主要包括单克隆抗体药物和人免疫球蛋白制剂。紧急情况下，也可以使用康复期患者的血浆用于传染病的治疗。

群体免疫与群体免疫屏障

传染病的特点是可以在人群中传播，一个感染者可以使几个易感者被感染，被称为传染病的基本传染数，即 R0 值，代表了传染病的传播能力。R0 值越大，代表传染病的传播强度越大，R0 值为 0 时，代表传染病不再发生传播。

一般来说，当人体感染某种病原体，痊愈后会获得不同程度的免疫力，从而在一定时间内不再反复感染该病原体。在一个特定人群中，随着病原体在这个群体中不断地传播，人群内的个体逐渐获得对该病原体的免疫力，便不再发生感染，从而使病原体的传播越来越困难，R0 值会越来越低。这种由每个个体免疫力叠加形成的群体抵抗病原体传播的能力，称为群体免疫。随着群体免疫的增强，最终可以使病原体无法在这个群体中传播下去，这时的群体免疫强度，称为群体免疫屏障。由于存在群体免疫屏障，历史上天花、鼠疫和霍乱等很多传染病都是呈周期性暴发流行的，在一次大流行后，由于群体免疫和群体免疫屏障的作用，会出现流行强度的减弱，甚至多年不流行。

群体免疫是人类群体中个体免疫力的总和，其获得方式主要包括两种：

自然感染和疫苗接种。在历史上，自然感染曾经是人类获得群体免疫的唯一途径，传染病的流行强度导致了人类群体免疫的差异，例如欧亚大陆人群与美洲印第安人对于天花和麻疹等急性传染病的群体免疫差异非常大，这也是发现新大陆后印第安人数量因为天花和麻疹流行而急剧减少的原因之一。当人类发明疫苗以后，可以通过疫苗的接种，主动建立群体免疫。为了形成群体免疫屏障，提高疫苗接种率和保护率已经成为公共卫生管理工作中对疫苗接种要求的重要指标。不同传染病形成群体免疫屏障的阈值（俗称"门槛"）不同，例如 R0 值较高的麻疹，形成群体免疫屏障的接种率阈值较高，需要达到95％。

总之，人体的免疫力是一个多维度、多成分、立体的防御性网络，具有精密的调节能力和强大的防御能力，是人类战胜各种传染病最强有力的后盾和最可靠的保障。

筑牢健康四大基石

我们的健康就像是一个不断运转的系统，随着运转时间的延长，系统会出现这样或者那样的问题。此时为了维持系统的平稳，自然就需要一些"补丁"来帮忙。同样道理，为了维护我们的健康，有时候也需要一些"补丁"。

第一个"补丁"是饮食，吃是人与生俱来的本领，然而能吃与会吃可不一样，吃得科学合理，有助于改善自身的免疫力，反之则适得其反。

第二个"补丁"是运动，运动也是人与生俱来的本领，可是能动和会动也不一样，运动得法则强身健体，盲目运动则会自伤其身。

第三个"补丁"是心理，人的心理会随着年龄的增长变得复杂，它是社会投射给人的镜像，无论真假对错都在你的内心。心理上的问题可以反作用于生理，好比你吵架时摔了一个盘子，但你的损失可不仅是损失了一个餐具，你的心身都会经历一次秘密的"海啸"，长此以往，就会导致各种心身疾病，所以我们要学会处理心理问题，悦纳自己。

第四个"补丁"是睡眠，在几乎人人熬夜的今天，睡眠，这个原本最简单的生理需求，却变成了如奢侈品一般珍贵。当你看到这段话时，如果已经过了夜里 11 点，请马上放下书本，钻进被窝，好好睡觉！

饮食与免疫力

一般来说，免疫力正常，病毒就不容易发威。两军交战，自然是兵强马壮的一方胜出的机会更大，我们的免疫系统和病原体的"战争"也是一样。当病原体攻击人体时，免疫系统就会立即投入"战斗"。细菌、病毒是引起许多疾病的罪魁祸首，可一旦遇上强大的免疫系统，它们就只能乖乖投降了。可见，一个人的健康和他的免疫力息息相关。随着医学的发展，已经开发出很多针对疾病的特异性治疗药物，然而改善免疫力的药物却依然没有出现。

在一段时间内，当感到疲乏、虚弱、容易感冒时，我们会告诉自己，我的免疫力降低了。在没有改善免疫力药物的情况下，就轮到营养登场了。是的！您没有听错，免疫力是能够吃出来的！

免疫营养素面面观

我们的人体拥有三层"防火墙"，能够对抗外界的大多数侵袭。第一层就是依靠外在的皮肤以及体表的黏膜（如鼻黏膜），通过它们能够对抗外界 90% 以上的病毒和细菌侵袭。如果这些病毒和细菌成功突破了第一层"防火墙"，我们的身体就会启动第二层"防火墙"，通过黏膜分泌的黏液以及体内的白细胞、巨噬细胞，继续"追杀"进入体内的病毒和细菌。

前面这两层"防火墙"，被称为非特异性免疫，意味着它们对于所有入侵人体的病毒和细菌会不加选择地"追杀"。但如果有个别病毒和细菌侥幸躲过了前两轮"追杀"进入细胞内，人体还有第三层"防火墙"等着它。人体会通过特异性细胞产生抗体，利用抗原抗体反应逐步将这些病毒和细菌消灭。这三层"防火墙"代表了机体绝大多数免疫功能。

讲到这里，可能有人会问"饮食与免疫力究竟有什么关系呢？"人类身体的皮肤、黏膜甚至黏膜分泌的黏液，以及自身细胞产生的抗体大多是由蛋白质构成的，蛋白质是免疫力的物质基础。蛋白质从何而来？答案是必须靠吃饭。人类不像植物，可以通过阳光进行光合作用产生营养素，人类必须将营养吃进去，而且要吃得科学、合理，才能够保证营养平衡。所谓营养平衡是针对健康人群最基础的要求。还有一些营养成分，对于免疫功能有着特殊的作用，营养专家将其称为免疫营养素，下面就来隆重介绍一下。

多种维生素和微量元素：维生素 A、维生素 C、维生素 E、维生素 D 以及铁、锌、硒和 β- 胡萝卜素作为抗氧化剂或抗氧化剂的辅助因子，能够对抗氧化应激导致的细胞与组织损伤。这些微量营养物质在人体中含量非常低，但功能非常强大。

维生素 D 和硒

维生素 D： 最为人知的作用是对体内骨矿物质平衡的调节作用，但其实维生素 D 对许多生理过程均有重要影响。其中之一就是改善免疫功能。人体的适应性和先天性免疫系统均受维生素 D 的活性代谢产物 $1,25(OH)D_3$ 的影响。也有相关研究发现维生素 D 缺乏者容易发生感染性疾病，如肺结核等。

硒（Se）： 人体必需的微量元素，在很多临床试验中观察到硒补充剂对脓毒血症等有积极作用。在危重患者体内，硒的含量越低，患者死亡风险越高。硒营养缺乏的人补充硒可以提高流感疫苗接种后的抗体滴度，并较少遭受呼吸道感染。

益生菌和益生元：益生菌是指给予一定数量的、能对宿主健康产生有益作用的活的微生物，如含乳酸菌和双歧杆菌的各种活菌制剂。益生元是指既能选择性刺激宿主肠道内的一种或几种有益菌活性或生长繁殖，又不能被宿主消化和吸收的成分。添加了益生菌和益生元等成分的生态免疫制剂，可调节或改善肠道内微生态系统平衡，减少病原菌的生长和肠道细菌移位的发生，可以维持肠道黏膜的结构和功能。

氨基酸：氨基酸类免疫营养素以精氨酸和谷氨酰胺为主。精氨酸和谷氨酰胺是非必需氨基酸，正常情况下成人能够自身合成满足日常需求，但在疾病、营养不良等应激状态会导致合成不足，进而影响正常的生理功能。目前，推荐的精氨酸剂量为每天 0.2~0.3g/kg，谷氨酰胺剂量为每天 0.2~0.4g/kg。

ω-3 脂肪酸：ω-3 多不饱和脂肪酸（PUFA）是主要的脂肪酸类免疫营养素。人体自身不能合成 ω-3 和 ω-6 PUFA，所以它们是饮食中的必需成分。

核苷和核苷酸：核苷和核苷酸是各种细胞的必需成分，对于细胞的蛋白质代谢非常重要，核苷酸不仅是 RNA 和 DNA 的组成单位，而且对免疫细胞，特别是淋巴细胞的正常成熟极其重要。它们大量存在于食物中，经胃肠道和肝脏吸收利用，因此传统的营养支持中未包括核苷和核苷酸。

小分子化合物：近年来的科学研究发现，很多小分子化合物，如左旋肉碱、胆碱、牛磺酸等，都具有强大的抗氧化能力，因此也被认为是免疫营养素。

怎样吃才能改善自己的免疫力

既然能够靠吃来改善免疫力，吃得科学就显得格外重要了，这其实也不难，记住下面几个数字就好。

3：保持健康的一日 3 餐。想要改善免疫力，必须吃好一日 3 餐，不能随意减餐，比如一天只吃一顿饭，这样会导致营养素缺乏。

4：每天要保证 4 大类食物。这 4 大类食物要包含谷薯类（粮食类）、蔬菜水果类、蛋白质类（尤其是优质蛋白质），以及油脂类（包含烹调用油和坚果）。在每日的饮食中至少要包括这 4 大类食物，不可轻易漏掉。

12：每天要保证 12 种以上食物。在保证谷薯类、蔬菜水果类、蛋白质类、油脂类摄入的基础上，每天要摄入 12 种以上的食物，这样做更容易保持营养的均衡，长期坚持能够有效改善免疫力。

25：一周要吃 25 种以上食物。一周要吃 25 种以上的食物，这样做更有助于保证营养均衡，合理搭配。在饮食中注意蛋白质与碳水化合物、脂肪的比例，能够有效改善免疫力。

如何科学安排每日的饮食

★ **谷薯类（粮食类）**：至少吃 150g（3 两），不超过 500g（1 斤）的主食。当然这里的主食包含细粮和粗粮，再配合一部分薯类，如红薯、山药、芋头以及土豆等。

★ **蔬菜水果类**：每天应该吃 500~1 000g（1~2 斤），这样才能够满足人体对于营养的基础需求，既补充了维生素，又能吃够所需的膳食纤维。

★ **蛋白质类**：蛋白质类食物主要包括肉、蛋、奶及豆制品，其中肉要吃 100~150g（2~3 两），蛋吃 1~2 个，奶喝 1~2 袋，再吃一块豆腐，这样就能保证每天优质蛋白质的摄入。

★ **油脂类**：每天摄入 20~30ml 油，25g 坚果。

不论是老年人、成年人还是儿童，只要您遵循上述四点建议，就能达到既满足一日三餐的营养需求，又能够改善免疫力的目的。

良好的饮食习惯有助身体健康

每次传染病流行，总会暴露出我们在日常生活中的一些不利于抵御"外邪"的行为，其实我们只要稍作改变，就能为健康加分，现在就和大家分享一下有助于身体健康的饮食习惯。

做好分餐制，公勺、公筷要备齐：传染病流行期间，大家会更多地关注小区、办公室交往中的密切接触，但是一回到家里，我们往往就放松警惕了。希望您遵循倡议试行家庭分餐制，减少家庭聚餐，一家人自己吃自己的饭，尽量不吃公菜。即使有公菜，一定要尽量用公勺和公筷，减少人与人的密切接触并长久坚持，这样才是最有效的预防传染病的措施。

食物要煮熟、煮透：平时我们一定要注意将食物煮熟、煮透后再食用。在传染病流行期间，则建议在食物已经熟了的情况下，再多煮/多炖1分钟，这样对您来说会更加安全。

不要迷信冰箱和阳台，注意食品安全：一般来说，0~4℃的环境温度并不能抑制细菌和病毒的生长，所以依靠冰箱和阳台储存食物其实并不安全。另外，长时间保存的蔬菜、水果，其中所含的营养成分（如维生素C及B族维生素）损失会非常大，导致营养价值明显下降，所以我们应定期更换不新鲜的食物，不要吃已经腐烂的食物。

远离野生动物：这里所说的"野生动物"和日常食用的猪、牛、羊、鸡等家养动物不同，指的是在野外环境中生长、繁殖的动物。对于这类动物，我们应该毫不犹豫地拒绝食用。

蛋白质如何改善免疫力

提起蛋白质，很多人将它与鸡蛋白（蛋清）相混淆。其实蛋白质是一种含氮的高分子有机化合物，它存在于一切生物体中，可以说蛋白质是生命的物质基础，没有蛋白质就没有生命。

蛋白质的生理功能：在人体内，蛋白质发挥着重要的生理功能。

蛋白质最重要的生理功能是促进生长发育和修补组织。人体组织是由细胞构成的，这些细胞要不断更新，就要求蛋白质不断地提供更新的"原材料"，因此人体每天需要合成70g以上的蛋白质，如果不能满足需要，则人的体重会逐渐下降，生长发育停滞。

蛋白质能够调节人体的生理功能。人体的新陈代谢需要酶做催化剂，如果没有酶参与反应，生命活动就无法进行。人体内的很多激素，如胰岛素、生长激素、肾上腺素等对机体的生长发育起着非常重要的作用；血液中的抗体能够抵抗外来细菌、病毒的侵害。这些酶、激素、抗体都是由蛋白质或其衍生物构成的，因此蛋白质能够调节人体的生理功能。

蛋白质还是遗传基因的主要物质基础。在遗传中占据重要地位的核蛋白、RNA、DNA 等都是由蛋白质参与合成，而人体对抗病毒的抗体物质皆由蛋白质产生。蛋白质负责使细胞间液进入血液系统，使血液进入小血管而给细胞提供营养。当人体极度缺乏蛋白质时，水就不能回到血管，而存留于细胞间液，由此出现水肿，使得组织疏松就很容易被外界病毒入侵。

蛋白质还具有解毒、运输营养物质的作用。很多营养素，如铁、维生素 E 等都是以蛋白质为载体进入人体的，当蛋白质缺乏时，这些营养素的吸收和运转将受到影响。

如何评价蛋白质的免疫效力：目前营养学研究将蛋白质按照其含有的氨基酸模式进行划分，越接近人体蛋白质的氨基酸模式，越容易被人体吸收利用，这种蛋白质就称为优质蛋白。优质蛋白含有的必需氨基酸种类齐全、数量充足、比例适当，如奶类的酪蛋白、乳清蛋白，蛋类的卵清蛋白及卵黄磷蛋白，肉类的清蛋白和肌蛋白以及大豆蛋白。部分优质蛋白，如有些奶制品中含有的乳铁蛋白能够牢固地与铁结合，使之不能被细菌、病毒利用，从而抑制多种致病菌的生长繁殖，减少疾病的发生。如果蛋白质摄入不足，免疫功能将会受损，例如对于营养不良的儿童，麻疹将会是致命的。

吃保健品能否改善免疫力

在营养学中有一个很重要的原则，各种营养素只要能够从日常饮食中获得，就不建议吃保健品进行补充。举个例子，对于一个正常人来说，维生素C的每日推荐摄入量为100mg，吃一个250g左右的水果，如猕猴桃、橘子等就基本上能够满足需求，此时就不需要额外吃保健品进行补充。在传染病流行期间，即便想额外多补充些维生素C，每天吃两个水果就足够了。

有些老人或者是有基础疾病的人，可能因为不敢吃或不能吃水果而想用吃保健品的方法来补充，但是您一定要明白，保健品中虽然含有足够剂量的维生素C，但其营养价值绝对不如吃自然水果好。所以大家一定要注意，对于各种营养素，最为推荐的还是通过饮食补充。只有在通过饮食无法摄入足量营养素的前提下，再去吃保健品才有意义。

这里提及的维生素C是一种比较特殊的营养素，因为很多研究认为高剂量的维生素C能帮助人们对抗流行性感冒，那么能否在吃饭之余额外补充一些高剂量的维生素C进一步增强免疫力呢？建议如果您是一个健康人，短期内额外补充大剂量维生素C是没有问题的。但如果您患有一些慢性疾病，就要询问主管医生自己能否补充大量维生素C。

总体来说，只要是药物，包括保健食品，都不同于正常饮食。药物服用时间长了、剂量大了，就可能影响身体健康，这就是医生一直强调要慎重选择保健品，最好在医生或者临床营养师的指导下选择保健品的原因。我国对于保健品的定义是具有某些保健功能，但不以治疗疾病为目的一类食品。既然不是药品，就不要指望保健品能够治病，也不要指望保健品拥有神奇的作用，保健品的作用是补充膳食的不足，但大家在服用的时候不要一次补得太多，以免损伤身体。

是否可以吃生食

为了保证身体健康，应尽量避免吃生食。这个建议主要是出于保证食品安全的考虑。因为我们很难保证生食是洁净的，一旦吃了不洁净的食物，对于肠道的威胁非常大，而肠道是人体最大的免疫器官，一旦被不洁净的食物中含有的细菌伤害，身体的免疫力就会下降。从这个意义上说，能不吃生食就尽量不吃，包括凉拌蔬菜、生鱼等，都不建议大家去食用，如果一定要食用也应在保证食物洁净的条件下食用。肉类等食物应该煮熟后食用，这样才能保证安全。

当然，水果是一个例外，大家还指望它来补充维生素呢，如果高温煮透就会导致维生素的损失，因此水果可以生食，但在选择的时候也要加以注意。尽量选择新鲜的水果，如果水果腐烂变质，可千万不要吃了。吃之前一定要把水果清洗干净，可以适当地用水浸泡一下，或者把水果皮削掉，这样会更安全一些。

想吃什么就代表身体缺什么吗

很多人都听说过类似"想吃什么了，就代表身体缺什么了"的说法，有些朋友说："我昨晚梦见烤鸭了，说明身体缺烤鸭""我想吃榴莲了，说明我身体缺榴莲。"其实对于这种说法，笑笑就好，千万不要相信。

很多时候，我们梦见某种食物，很可能是因为在某天看到了关于这种食物的照片、信息或者文字，在大脑中产生了一定的印象并储存，然后才会日有所思，梦有所想，这和身体缺什么无关。另外，如果一个人突然特别想吃一种食物，除了馋嘴之外，还应该小心身体是否出现了问题。

关于吃饭的讲究

吃饭讲究 5 件事，做到这些，就能帮您改善免疫力。

1. 能量要充足，每天应摄入 250~400g 谷薯类食物，包括米面、杂粮、薯类等。

2. 应保证富含优质蛋白质食物的摄入，如瘦肉类、鱼、虾、蛋等，每日保证摄入 150~200g，还可补充 300g 奶及奶制品，同时摄入一些大豆类食物。

3. 多吃新鲜蔬菜和水果，蔬菜每天不少于 5 种，最好 500g 以上，其中一半为深色蔬菜。水果每天保证摄入 200~350g。

4. 油脂来源要丰富，适量增加必需脂肪酸的摄入。脂肪供能应占到每日膳食总热量的 25%~30%。

5. 保证饮水量，每天应保证饮水 1 500~2 000ml，即 3~4 瓶 500ml 的矿泉水。应该多次少量，有效饮水，饭前、饭后喝一些鱼汤、鸡汤也是不错的选择。

总想吃零食应该怎么办

当我们拥有了大量的闲暇时间，很多人会选择一边做些自己喜欢的事儿，一边吃零食。看似常见的生活场景，其实隐藏着肥胖的危险信号，因为绝大多数零食属于高盐、高油、高糖食品，量虽少，热量却很高。

要想知道"总想吃零食应该怎么办"，首先得弄清楚自己该不该吃零食，如果您的体重超标，建议尽量减少零食的摄入。如果您的体重正常，那接下来就要思考如何才能让自己不吃零食，我的建议是一定要做到心中有数，清楚自己到底能吃多少零食。举个简单例子，各种零食，包括干果、点心、油炸食品，不管吃什么，每天总摄入量加起来应该在 25~30g，超标则一概不吃。只有能控制自己吃多少后，才有资格去选择吃什么，可以每天选一种零食，每次吃适量，这样既能满足我们对零食的渴望，又不致发胖。

一般人群改善免疫力的饮食建议

营养是维系身体免疫功能平衡的物质基础，良好的营养能保障机体免疫功能发挥正常作用，充足的营养摄入对于儿童显得尤为重要。对于一般人群，尤其是女性和儿童等需要重点关注的人群，在日常饮食方面的建议如下。

食物多样，实现平衡：每天应摄入包括谷薯类、蔬菜水果类、蛋白质类、油脂类食物 12 种以上，每周 25 种以上。优先选择新鲜的绿叶蔬菜、水果，其次是新鲜的鱼、虾、肉类和新鲜的乳品。

选好食材，备好料：优先选择新鲜的食材。如果在传染病流行期间，受到条件限制无法每天购买食材，则优先考虑购买、食用冷冻的瘦猪肉、牛羊肉等红肉以及冻虾仁、海鱼等。一般家庭可以储存供两周内食用的鲜蛋，食物长期储存会导致营养的损失；优先选择耐储存的根茎类蔬菜。不建议过多食用烟熏、腊制类食物。

确保食材的品质和安全：一定要查看食品的生产日期和保质期，正常情况下如果食品过期，或者出现腐烂变质等情况，则不应该食用。

注意营养补充：在传染病流行期间，条件受限不能获得多样化膳食时，可选择单一或复合营养素补充剂或特医食品给予补充。

注意：日常生活中的饮食卫生同样非常重要，我们一定要加强食物加工烹制过程的卫生意识，餐具一定要生熟分开，减少凉拌、生拌食物，餐具要彻底清洗和消毒。

老年人、慢性病患者改善免疫力的饮食建议

老年人，以及患有"三高"等慢性病的人群，更应重视科学饮食。首先强调一点，即使在传染病流行期间，原来针对慢性病的饮食习惯依然要坚持，不应为道听途说的偏方而改变。此外，老年人、慢性病患者在饮食上还应注意以下内容。

主食应做到粗细搭配，包括粳米及各种粗粮、杂粮、薯类、杂豆类等。

全天摄入量在 150~300g（生重）。注重加强蛋白质的摄入，包括动物蛋白和植物蛋白。很多老年人难以咀嚼肉类，可以选择更容易进食的奶类、鸡蛋、鱼虾，以及豆制品等。成年人每日鱼虾水产类摄入量在 100g、大豆 25~35g、奶类 300ml。每日摄入 300~500g 蔬菜、200~350g 水果。烹饪方法宜清淡，少油少盐。

在传染病流行期间，应每天监测体重，防止发胖。同时要注意吃动平衡，按时服药。若有条件，应每天坚持 30 分钟以上的中等强度规律运动。

远离食物防治传染病的谣言

在传染病流行期间，我们经常会听到各种食物防治疾病的谣言，有人说"吃大蒜能防病毒"，大蒜买不到了；有人说"在鼻孔里抹香油能够帮助我们防病毒"，香油马上就又脱销了。实际上大家一定要弄清楚，所谓食物对免疫力的影响只是指基础作用，而功效堪比灵丹妙药的"特效食物"其实并不存在。

谣言 1：吃大蒜可以预防病毒。大蒜中含有的大蒜素被认为能够杀灭细菌、病毒，但实际上大蒜素只在动物实验中被证明有效，这并不代表在人体就真能有效杀灭细菌、病毒，也不代表吃头大蒜就能有效预防传染病。在动物实验中所用的大蒜素是提取出来的，需要很多大蒜才能提取一点点大蒜素，在日常生活中，我们即便是吃 10 头大蒜也不能解决问题。

谣言 2：抹香油可以对抗病菌。"在鼻孔里抹香油能够帮助我们防病毒"的说法相信很多人都听到，甚至有人还尝试过，但实际上这种说法也是完全错误的，缺乏科学试验来证实。试想一下，如果把香油或者任何一种油滴在鼻腔里，人本身又处在肮脏的环境中，这样反倒增加了病毒、细菌的吸附作用，并由此增加了感染的风险。

在这里要提醒大家，还是要回归理性，科学地看待各种说法，吃好饭，做好运动，必要的时候做好个人防护，这才是维护健康最有效的方法。

减肥会导致免疫力下降吗

在传染病流行期间，为了免遭感染，很多人选择待在家里。在家的生活固然好，但是却容易导致体重增加。体重超标了，本应该减肥，但很多人害怕减肥会导致免疫力下降，这是真的吗？

其实肥胖的定义并不是指体重大，而是体内的脂肪过高。如果体内脂肪确实过高，本身就会降低身体的免疫力。流行病学数据发现，对于很多传染病，高龄者和肥胖者发生重症甚至死亡的风险都是增加的。因此是否需要减肥，主要看自己体内的脂肪是否过高，人有不同，减肥方案也不一样。对于体内脂肪过多的人，那么即便在传染病流行期间也应该适度地减肥、增肌，以此增强免疫力；对于体内脂肪并不超标的人，则应该尽可能增加瘦体组织来增强免疫力。

生酮饮食是否可取

生酮饮食和补充蛋白质是两种不同的饮食方式。在传染病流行期间，是非常不建议采用生酮饮食进行减肥的。因为短期大幅度减肥容易导致瘦体组织下降而损伤免疫力。有些人在减肥期间为了追求速度，粮食不吃、水果不吃，连奶和菜也不吃。确实，这样下来一个月减掉 5kg（10 斤）甚至 7.5kg（15 斤）都是没有问题的，但这种方法并没有真正地减去冗余的脂肪。从这个意义上来说，至少在短期内生酮饮食并不是安全的饮食方式。

建议您在传染病流行期间不宜大幅减肥，可以通过适当增加优质蛋白质并限制一部分碳水化合物的摄入来适度减肥，安全合理的减肥会为整体健康带来益处。

不吃肉会不会影响免疫力

很多人经常喜欢走极端，觉得吃肉容易造成高血脂，干脆就不吃肉了。实际上这是非常不可取的（除非因为宗教信仰），一般来说，只吃蔬菜水果和主食，不吃肉，就像盖房子只有水泥而没有砖块一样，营养学里强调的全面和均衡，就是希望大家把维持生命所需的基础营养物质吃全、吃够。从这个意义上来说，只吃蔬菜水果和主食并不能改善免疫力，长此以往还容易造成身体营养素缺乏，反而降低了免疫力。所以我们一定要注意保持全面、均衡的营养膳食，不要因为不必要的因素而放弃有营养价值的食物。

癌症患者怎么吃才能保证免疫力

癌症患者本身就处于严重营养不良的危险之中，也就是说即使全力吃东西也未必达到身体的营养需要量。从这个角度来说，建议癌症患者无论在手术治疗前后、放疗或化疗期间，还是处于癌症治疗后的康复期，一定要关注一日三餐是否能满足自己的营养需求。如果能够保证足量的碳水化合物、蛋白质（尤其是优质蛋白）和脂肪摄入，则无须过度担心。如果无法保证上述营养物质的摄入，则应注意补充特殊医学用途配方食品。这是一种全营养的配方制剂，外观像奶粉或牛奶一样，但是营养非常全面，每天适当补充1~2杯，对改善身体的免疫力是有帮助的。在这里还是要提醒您，吃优质蛋白含量丰富的食物比单纯吃蛋白粉强，更比吃那些听起来很神奇的"抗癌"保健品强。

喝含酒精的饮料是否有助于改善免疫力

如果既往没有饮酒的习惯，千万不要设法去建立。即使是喝红酒，都不是很好的、合理的生活习惯，因为目前的医学研究结果没有显示饮酒对身体的益处。既然没有益处，就不建议靠喝酒改善免疫力了。即便有饮酒的习惯，每天的饮酒量也不建议超过 50g（1 两）白酒。

运动与免疫力

"运动是良药"的说法由来已久，世界卫生组织因此将"适量运动"纳入健康四大基石。我们知道，但凡是药物，就有一定的副作用，运动也一样存在风险，过度运动或运动方法错误会增加运动损伤的风险，因此我们强调要注意运动的科学与适量。

运动如何改善免疫力

运动不足是现代人的通病，多坐少动的生活方式可以导致冠心病、高血压、糖尿病、肥胖等健康问题。长期久坐不动会导致体能下降、肌肉比例变少、脂肪比例增加，各种生理功能会出现不同程度的衰退，也会影响人的免疫力。

运动对激发和改善免疫力非常有用。人群统计研究显示，经常锻炼的人，他的细胞免疫功能明显优于那些不锻炼的人。那些经常适度锻炼的老年人，身体素质明显比那些不锻炼的老年人好，体现在他们很少感冒、肿瘤发病率也比较低等方面。还有研究显示，适当的（即不让人感到不疲劳的运动）运动可以减少女性乳腺癌和男性结肠癌的发生风险。

说到免疫力，人体有体液免疫和细胞免疫，其功能和作用不同。体液免疫像后勤保障部队，提供后勤支持；细胞免疫就像前线战斗人员，直面敌人。如果它们都能持续保持在最佳状态，那我们就能够应对细菌和病毒的侵袭，而适当的运动可以帮助它们保持最佳状态，这就是运动改善免疫力的原因。

运动量是否越大越好

说到运动，不是运动量越大越好，我们并不主张过度的、疲劳的运动。因为过度疲劳会降低人的免疫力。这就要说到两个概念，即有氧运动和无氧运动。有氧运动指的是轻松的运动，肌肉不缺氧；无氧运动指的是运动达到剧烈的程度，导致骨骼肌等运动肌肉缺氧。研究表明，有氧运动能够提高肌肉的强度和耐力，有助于提高人体耐力性素质，对高血压、糖尿病、心脑血管病等具有良好的预防作用。

从根本上说，竞技运动崇尚更高、更快、更强，但强度过大的运动并不能改善人体的免疫力，而一些相对舒缓的增加人体耐久力、对人体没有伤害、不产生疲劳的运动却能改善免疫力。

既往身体素质比较差的人，或者有高血压、高血脂、糖尿病、心脑血管疾病等基础疾病的患者，甚至是肿瘤患者，对于他们而言，如果是希望通过运动改善免疫力，那么就不要以提高运动成绩为目的，而是要鼓励他们进行适当的、不疲劳的有氧运动，让更多的氧气进入身体。

一般情况下，运动分为竞技性体育训练、保健式运动训练和慢病的运动治疗。在运动之前，我们应该首先评估自身的运动素质和心肺耐力，对自身的运动能力进行科学、客观、准确的评价，并据此制订适合自己的运动方案（科学的运动训练方案要精确到运动强度，需要依据不同人的体格、年龄、所患慢性病、健康状况和运动能力来确定，而不是一味追求像运动员一样的高强度、高难度动作）。

运动损伤为何会影响免疫力

所有的运动损伤都属于疾病，疼痛、拉伤、运动营养不足等都是一种病理状态，也就是疾病状态，既然是疾病状态，当然会影响免疫力。

每天要运动多长时间

我们每天可以利用碎片时间进行运动,每次运动的时间,最短的5分钟,最长的不要超过1小时。最新的研究发现:成年人每周中等强度有氧运动150~300分钟,或者高强度有氧运动75~150分钟,或者这两种强度的运动组合,能最大程度地产生健康获益,同时还应该每周进行两次肌肉力量训练。

即便做不到以上建议的时间和强度,运动还是要比不运动好,锻炼肌肉力量和肌肉耐力,可以使自己的肌肉不萎缩、耐力不减退。医生在运动治疗方案中会特别强调提高肌肉耐力,力量练习时不需要大重量,只要把非常轻的重量练习达到15次,或是15次以上,就算是肌肉耐力训练了。

运动建议:一只手拿一个矿泉水瓶,侧平举15个为一组,做3~5组,这就是最简单的肌肉耐力训练。如果做开合跳,跳不动,就坐在椅子上做双手侧平举15个,或者两只手臂在身体周边力所能及地反复画圆圈,这都是非常好的肌肉耐力训练方式,同样适合体能比较差的久坐人群和老年人。

如何通过运动改善呼吸道免疫力

免疫力是全身的一种能力,能够抵御外来的病原体,监视内环境的突变,说到呼吸道的免疫力,这就得从呼吸道的结构说起。呼吸道的开始部分就是口鼻,是直接与外界接触的,呼吸道的免疫力就相当于人体的第一道物理屏障,将病原体隔绝在体外,或者通过咳嗽、打喷嚏的方式把进入口鼻和上呼吸道以及气管、支气管的病原体驱逐出去。如果这道屏障没有成功抵挡病原体,气管、支气管黏膜局部发生炎症反应,纤毛还可以积极地把产生的黏液和痰液通过各种呼气动作排出体外,这就是有意主动咳嗽,积极规范的呼气康复训练要达到的目的。如果气管、支气管的黏膜反应能力降低了，抵抗不了外来病原体，这些外来的"捣蛋鬼"就会继续深入细支气管和终末支气管、肺泡，激发更多的细胞免疫和体液免疫反应。这时候，人体的免疫军团与外来病原体的一场恶战就不可避免了。

我们可以练习一些健康的呼气吸气动作来提升自己咳嗽、哈气、吹气的能力。

我们应该如何科学运动

合适的运动是最简单的改善免疫力的方法，适当的运动指的是不导致疲劳的运动，或者疲劳状态能够很快恢复的运动，这样的运动一般会让你微微出汗、微微喘气。

衡量一个人的体格和体能，就是衡量他的力量、耐力、平衡性和柔软性。坚持锻炼可以减缓肌肉丢失和衰弱的速度，强健的肌肉可以保持关节的稳定性，保证我们不摔倒，保证身体不受伤害。所以说，适当的运动训练可以使我们的骨骼更强壮，防止骨质疏松，让我们的肌肉保持不丢失，那是对身体最好的保证。

传统的太极拳、八段锦和现代的高尔夫是轻中度力量耐力训练的好项目。这种练一会儿、歇一会儿的运动方式，就是一种稳定性躯体锻炼。这种一松一弛、有快有慢的运动能够保持人体的适应性、耐力，保持体能不衰退，同时愉悦心情，这其实就是在保护我们的免疫力。

随着人体的衰老，运动的协调性、柔韧性和平衡性就显得非常重要，它们是衡量一个人衰老程度的指标。我们可以通过运动训练来延缓肌肉丢失的速度，改善韧带的僵化程度，从而改善运动的协调性、柔韧性和平衡性。

锻炼心肺耐力，可以采用跑步的方式，慢跑、快跑交替进行。锻炼肌耐力，可以采用小重量多组数的方式。锻炼柔韧性，拉伸是一个强度不大的好方法，只要动作正确，拉伸既能放松肌肉，也能舒缓心情。有研究表明，平衡训练是一种安全、有效的运动方式，可以锻炼肌肉，是一种全身协调运动的好方法。

为什么要特别重视心肺耐力

2013 年美国心脏协会将心肺耐力纳入美国国民身体健康指标。目前，在世界范围内心脑血管疾病和肿瘤的发病率居高不下，科研人员针对各种危险因素进行了大量研究，比如糖尿病、高血压、高血脂、高尿酸等各种危险因素综合作用，导致心脑血管疾病的发病率增加。统计研究发现，还有一项指标，远远超过上述危险因素，与心脑血管疾病和肿瘤的发病率呈正相关，那就是心肺耐力。与上述危险因素相比，心肺耐力决定着心脑血管疾病和肿瘤的发病风险以及人群死亡率，对疾病预后的影响更大。

日常生活中，我们经常用体温、脉搏、呼吸频率、血压来代表人体一般生命体征，心肺耐力概念的出现，进一步将人体的活力、身体的精准素质评估纳入了临床医学范畴，一方面，能够更加全面地进行个体健康水平评估；另一方面，为医疗监督下的运动方案制订提供了精准的数据支撑。

什么是心肺耐力

简单来说，心肺耐力是人体保持身体活动的能力，反映了一个人身体利用氧气的能力。心肺耐力的主要指标包括最大摄氧量、无氧阈值和摄氧效率，这三项指标是国际公认的衡量心肺耐力的黄金标准。

运动能够提高心肺耐力吗

运动可以提高心肺耐力，绝大多数人可能会首先想到跑步、登山、俯卧撑等运动。是的，只要运动，就可以提高心肺耐力，但是大多数热门的体育动作和训练方法不能提升摄氧量。比如短跑的人力量非常强大，摄氧量不一定大，而长跑和游泳对于摄氧量的提升帮助更大；太极拳、八段锦可以提升躯体的稳定性，配合适当的慢跑也能提升摄氧量。

跑步、登山、俯卧撑可以练习力量和耐久力，如果将力量训练和有氧耐力训练进行合理设计，就能提高心肺耐力。一些人体检发现身体指标异常，立即开始进行积极的运动训练，殊不知由于没有找到适合自己的运动强度和方法，体育成绩虽然提升了，但身体却因为运动受伤了，过度疲劳导致免疫力下降了，这就是一次大强度运动后很容易感冒的原因。这种过度的运动超越了身体调节的极限，对身体健康非常不利。

根据研究，从心力衰竭患者到专业运动员，高强度间歇训练和每隔几天进行力量训练均能够有效提高摄氧量，而且不容易受伤，不过这样的精准训练需要持续 3 个月以上。

胳膊腿强壮就代表免疫力强吗

胳膊腿强壮代表身体运动素质中力量素质高，能达到体育追求的"更高、更快、更强"的目标，但是胳膊腿强壮不代表免疫力强，免疫力是人与生俱来的一种抵御病原体入侵的能力，包括细胞免疫和体液免疫，对于健康人而言，免疫力并非越强越好，而是贵在平衡。胳膊腿强壮、心血管健康、心肺耐力好是免疫功能正常的基本条件。

如何提高心肺耐力

最早北欧越野跑运动员提出了一种运动，名为法特莱克，是一种快慢交替的长距离奔跑，这样可以提高越野能力。此后，提出了一种名为高强度间歇训练的方式，高强度刺激肌肉力量，低强度提升耐力（也就是有氧耐力）。

回归到普通人群，我们在进行心肺耐力训练前，首先要考虑心肺功能能否吃得消。近十年来，一些专家针对心脏病和肿瘤患者设计了一些运动训练方案，如慢跑快跑交替、力量训练与慢跑交替等，发现这种运动训练方案对上述人群的健康有益。于是这种运动训练方案逐步成为针对中老年人和心脏病患者的安全有效的运动方法，可以根据运动者的身体实际情况适当缩短高强度运动时间，略微延长低强度运动时间。

也有研究显示，中国的太极拳就是一种高强度和低强度交替的运动，需要根据身体情况设定强度。总体而言，高强度间歇训练是一种极为简单通用的方法，只要循序渐进、力所能及，就能有效提升心肺耐力，从而保护免疫力。

办公室久坐一族的运动方法

大众对不良姿态的认识还停留在一种不喜欢运动、懒得动的形象描述上，就连一些临床医生也忽视了不良姿态对于健康的影响，认为无须为那些程度轻微的、不需要手术矫正的不良姿态担心。

其实，长久保持不良姿态，颈椎变得僵硬、胸椎灵活性下降、腰肌劳损都是影响健康的隐形杀手。很多人知道不良姿态是导致疼痛的原因，殊不知不良姿态也会造成脊柱不对称受力，进而影响身体健康。简单地说，如果身体不能充分放松和及时休息恢复正常，就是一种不健康状态，这种不健康状态如果不能得到有效的调节，时间长了就会导致疾病。

针对久坐之人和居家人士，这里介绍五个动作，它们不属于体能训练动作，而是姿势恢复动作，可以维护躯体的稳定，对于上述人群较为适用。

第一个动作：呼吸训练的重要性不仅是摄取氧气和呼出二氧化碳，更重要的是维护颈椎、胸椎的稳定。

端坐，肩膀放松，双手自然抱住腹部，缓慢自然做 5 个呼吸；屏气停住，保持 5~20 秒；用鼻吸气进入第二个循环。

有意将鼻子吸气变成三段，即吸、吸、吸，然后缓慢呼出来。

有意将鼻子吸气变成三段，即吸、吸、吸，然后突然呼出来，类似于猛然哈气，或者咳嗽，此为简单的咳嗽训练。

有意慢慢呼吸，并让身体前倾，伸头，将所有气体呼出，不耸肩，慢慢用鼻吸气。放松端坐。

第二个动作：主要目的是维护颈椎的稳定性，如果颈椎不稳，不仅会出现肢体麻木、头晕，还会对心血管系统等带来不利影响。

贴墙站立，让自己的颈椎保持正直，侧平举和上举双臂，锻炼颈部肌肉，改善颈椎的稳定性。

贴墙站马步，双手上举，上肢与地面平行，小臂呈投降式，双肩及后脑一定要靠墙。抬头，慢慢低头，颈部向后方移动。15~30 秒为一组，做 5 组。

特别提示：①站马步时，不宜屈膝 90°，这样会影响关节液生成，也可能损伤复杂的韧带，屈膝 45° 比较安全。②整个动作中，后脑均不离开墙壁。

第三个动作：放松颈椎、胸椎，适度拉伸和锻炼肌力。

侧卧，双膝并拢，下方上肢压住对侧膝盖，上方上肢尽力向后方扩胸式慢慢伸出，配合呼吸，可静可动，慢呼慢吸。

双手在背后交叉，将肩部远离两个耳垂，将肩胛骨夹紧，这不仅能对胸大肌、胸小肌进行拉伸，更能保护颈椎与胸椎的灵活性。

高级阶段可以选择练习以下动作：①坐位或者跪位，端坐在椅子上，放松身体，骨盆保持不动，向远处伸出一侧上肢，尽可能向远处伸出，配合慢呼慢吸，达到12~15秒，这是一种简单的胸椎训练；②跪位胸椎训练动作：跪于地面，上肢支撑地面，大腿与地面垂直，双上肢与地面垂直，用一侧上肢轻轻抱头，尽力向上方伸展，力所能及，做慢动作，配合一呼一吸，5~10秒，不能屏气。

特别提示：对于以上动作的练习，请大家循序渐进，量力而行。

第四个动作：股四头肌训练是保护膝盖和骨盆最基本的训练。

平卧举腿练习股四头肌：平卧位、坐位都可以进行举腿练习。平卧于地面，双下肢略微分开，与髋部等距，骨盆及其躯干不离开地面，直腿慢慢抬起，足跟离开地面10cm，或者微微抬离地面即可，保持静止状态，骨盆贴紧地面，不可扭转或者侧转。每次练习时间为2~6分钟，总共每天可以练习18分钟，一次举腿达到6分钟为最佳目标。

第五个动作：踮脚动作既锻炼小腿肌肉、又锻炼平衡能力。

踮脚动作：站立状态，身体放松，双脚与肩同宽，慢慢提起足跟，慢慢下落，每组15次，每次完成10组。注意：踮起的过程中慢慢吸气，脚跟下落的过程中慢慢呼气。

身体状态良好的人可以在站立练习熟练后进行闭目站立。双脚与肩同宽，脚尖与膝盖略微外旋，在踮脚到最高处时保持姿势，试着闭目踮脚站立15秒或者更长时间。老年人如果想要尝试，一定要在有人帮助、保护的条件下进行这种练习，闭目站立10秒即可。

对于"三高"人群，餐后踮脚动作是个不错的选择。因为每次踮脚负担的是全身重量，所以这个动作对于肥胖者也非常有用。

特别提示：做这个动作时，一定要预防跌倒，尤其是老年人，更应注意。

如果您觉得做上述动作很辛苦，想要放弃，我想告诉您，运动如果没有达到一定的强度和运动量，那就仅是娱乐而已，无法达到提升体能、改善免疫力的作用。考虑到运动的种种好处，我们还是一起练起来吧！

身心调衡练习法与免疫力

融合瑜伽、普拉提等身心结合的锻炼方法，能够让人们学会觉察、认识自己的身体，学习如何正确使用自己的身体。身心调衡练习法是以一种柔和、不太费力的方式和身体上因为疼痛、意外伤害或紧绷而失去连接的部位，重新建立起认知关系，修补或重建大脑和身体部位之间的神经传导路径，从而使肢体变得较为自由、有弹性、灵活、舒展；帮助消除身体上的紧绷感、疼痛感和沉重感，使得人们在心理和情绪层面更轻松、更自在，更清晰地感觉到与自己的连接。

人的生命中所体验到的一切就是身体的感受，从小到大所经历的一切记忆都储存在身体里。我们的生命经验、成长环境，以及对自我的印象，形成了一套属于个人习惯性的动作模式和使用身体的习惯。这些身体习惯随着我们年龄的增长，在不自觉的情况下造成了身体的紧绷和疼痛、心情焦虑、睡眠障碍，各种健康问题随之而来，久而久之就会对人体的免疫力造成影响，进而导致相关疾病。

通过长期有规律地进行身心调衡练习，能够使人们感受到关爱生命要从关爱自己的身心开始，使身心趋于平衡与和谐，并诱发积极快乐的思维和情感，降低紧张感、消除焦虑感、增强自信心，形成积极向上的心态；进而激发体内能量，改善人体的免疫力。

身心调衡练习法以增强心肺系统功能、强健脊柱核心、舒缓心理为主，具有较强的普适性，适合各年龄段及各种身体状况的人群。它不受场地限制，可利用碎片化时间进行练习，简单易学，效果明显。

身心调衡练习法的注意事项

1. 饮食避免油腻、辛辣。不要饱腹时进行练习，练习后 1 小时进食比较合理，特殊人群（如糖尿病患者或容易出现低血糖状况的人）的饮食应遵医嘱。

2. 血压过高或过低的人、头部受过伤的人、有眩晕症状的人、处于心力衰竭恢复期的人不应做头部在下的体式练习，以免发生危险。

3. 练习过程中注意呼吸配合，观察自己的身体，出现任何不舒适都要停止练习。

4. 练习时要尽可能穿着简单、宽松的衣服，最好摘掉手表、腰带或其他饰物。

5. 争取每天在同一时间练习。

6. 保持室内空气流通，练习时配合自己喜欢的音乐效果更好。

7. 瑜伽垫要有一定的支撑性，太软或太硬都不好，千万不能让脚下打滑。最好使用专业辅具或是与之相近的居家用具，务必注意使用安全。

8. 练习结束至少 30 分钟后再沐浴。

9. 有基础疾病的人群，或者孕产妇等特殊人群，在练习前应咨询医生，并在专业人士的指导下练习。

免疫力唤醒练习法

免疫力唤醒练习法适合普通人练习，尤其适合长期伏案工作、缺乏运动、经常熬夜、压力大、情绪焦躁、免疫力低下的职场人士。这类人群容易出现颈肩腰椎问题、失眠以及因免疫力下降而导致的疾病。通过锻炼，可以强健脊柱，缓解疼痛，增强呼吸系统的功能，释放不良情绪，达到身心和谐，从而促进机体免疫功能的恢复。

练习过程中应保持自然呼吸，不可以憋气，用鼻子呼吸，注意力要更多地专注在体式的正确练习上。所有动作都从右边先开始，每个动作重复的组数或保持的时间因人而异，可以随着身体状况的改善而增加。这些动作适合每天进行，可以利用碎片化的时间选择3~4组动作进行练习。

扩胸收颈：站姿开始，双腿与肩同宽，双臂屈臂于体侧，吸气，双臂向后扩胸，胸腔上提，颈部后收，呼气还原。

三角伸展：站姿开始，两脚分开约1m，右脚尖向外展90°，左脚尖略内扣，吸气，两手侧平举，上半身向右平移；呼气，向右侧屈，双手保持一直线，掌心朝前，转头，保持4~6个呼吸，吸气，还原。相反方向重复上述动作。

下犬支撑：站立开始，双腿依次后撤，双手分开与肩同宽，十指张开，双脚落地伸直，均匀压地。呼气，伸展手臂，保持手臂伸直，向髋部方向延展脊柱。保持4~6个呼吸，吸气，还原。

双角背展：站立开始，两腿分开约1.2m的距离。呼气，从髋部开始向前伸展脊柱，双手与肩同宽支撑地面，吸气加强伸展，胸腔上提，延展颈部。保持姿势4~6个呼吸，吸气，还原。

虎式卷动：四足撑地开始，吸气向后伸展右腿，脊柱下沉，抬头，呼气，屈膝收腹，右膝碰鼻尖，脚不落地，眼睛看着膝盖，还原。相反方向重复上述动作。

蛇击扭转：俯卧开始，双手放在体侧，鼻尖触地。吸气，抬起上体，呼气，向右转头，吸气，还原。相反方向重复上述动作。

旱地游泳：俯卧开始，双手屈臂放在胸两侧，鼻尖触地。吸气，同时抬起上体和双腿，呼气，双臂前举。吸气，双臂还原体侧，呼气，上体和双腿还原。

骨盆桥式：仰卧开始，双腿弯曲约90°，略窄于肩，腹部收紧，腰部挺直，吸气，缓慢抬高臀部至腰、臀、膝在同一直线，保持 4~6 个呼吸，吸气，还原。

船式控制：坐姿开始，手掌放在臀部两侧撑地，身体略向后，吸气，抬起双腿，双臂伸直与地面平行，保持 4~6 个呼吸，吸气，还原。

脊柱扭转：四足支撑开始，双臂屈肘与肩同宽，伸直右臂，穿过左臂，压肩，呼气，打开左臂向上，带动身体扭转。保持 4~6 个呼吸，吸气，还原。相反方向重复上述动作。

鱼式后仰：仰卧开始，双腿伸直，吸气，用双肘支撑，顶起胸部及身体，屈身向后，头顶触地，背部尽量向后呈弓形，双手手掌放在双腿上，保持 4~6 个呼吸，吸气，还原。

眼球放松：建议盘坐，或坐在椅子上，保持身体自然放松。闭上眼睛，想象你的眼前有一个圆球（它可以是篮球、网球、乒乓球或是太阳，颜色及大小由你决定）。你可以体验闭眼之后小球慢慢出现在你的眼前，然后进行以下练习：想象小球缓慢地从右侧移动一点，再滑向左侧，重复 8 次。关注右眼，想象小球向右侧滑去，然后返回中间，重复 8 次。再向左侧滑去，然后再返回中间，重复 8 次。再关注左眼，重复相同的动作和次数。做完后，感受双眼的疲劳得到缓解和放松。

免疫力提升练习法

免疫力提升练习法适合年长、体弱人群及疾病康复期患者，或是身体处于疲惫状态的人群，通过理疗瑜伽舒缓的练习方式，借助家里一些现成的辅具，帮助自己在有支撑、无压力、温和的状态中进行身体锻炼。免疫力提升练习以改善免疫系统功能和疗愈修复为主，通过锻炼帮助人们逐步增强体质。

借助椅子、卧具进行练习，练习过程中保持自然呼吸，不可以憋气，用鼻子呼吸。注意力要更多地专注在体式的正确练习上（抱枕可以用枕头替代，瑜伽砖可以用折叠的厚毛巾替代）。每个动作重复的组数或保持的时间因人而异，可以随着身体状况的改善而增加。这些动作适合每天进行，疾病康复期患者刚开始可以只进行 6~9 组动作的练习。

上臂扣手：坐姿开始（坐椅面前 1/3），双腿打开，与肩同宽。吸气，双臂扣手，举过头顶；呼气，双肩下沉，保持 4~6 个呼吸。

脊柱伸展：坐姿开始（坐椅面前 1/3），双臂向后抓椅面，双腿并拢，向前伸出，勾脚尖。吸气，脚跟前顶，拉长脊柱；呼气，放松腹部，身体向前，保持 4~6 个呼吸。

屈肘下犬：站立开始，双臂屈肘置于椅面，与肩同宽，双腿分开，略宽于肩膀。吸气时前额轻触椅面，呼气，双肩上提内收，向髋部方向延展脊柱，保持 2~4 个呼吸。

支撑骆驼：跪立开始（抱枕斜靠在椅背上），臀部靠近椅子，双臂微屈支撑椅面，吸气，身体后仰，沉肩打开胸腔，保持 4~6 个呼吸，吸气，还原。

扶手转体：侧坐椅面开始，先右侧坐，双手扶椅背，吸气，脊柱伸展，呼气，左手轻拉椅背，右手推椅背，放松腹部，脊柱向右侧扭转，保持 4~6 个呼吸，还原。相反方向重复上述动作。

英雄前屈：跪坐在地面开始，双膝打开，臀部坐在脚后跟上，抱枕抵住腹部，双臂向前伸，上体慢慢趴在抱枕上，胸腔轻贴，头自然侧转至一边。保持身体的稳定和放松，自然呼吸，停留 2~5 分钟。吸气，还原成坐姿。

简易桥式：屈膝坐在抱枕上开始，身体躺在抱枕上向下滑，将双肩和头部落在瑜伽垫上，双手放在头部两侧，胸骨上提，收下腭，双腿伸直。保持身体的稳定和放松，自然呼吸，停留 2~5 分钟。身体向右侧卧，移开抱枕。

双手抱膝：仰卧开始，双手抱住双膝，呼气时靠近身体，可以左右侧摆各 30 秒，或是保持在中间。吸气，慢慢松开手，还原成坐姿。

仰卧宁神：仰卧在抱枕上，颈部放在瑜伽砖上，面部放松，胸骨上提，双腿放松，深吸气，缓慢呼气，大脑保持安静。让身体稳定和放松，自然呼吸，停留 2~5 分钟。

免疫力激活练习法

免疫力提高练习法适合儿童和青少年，根据儿童和青少年的身心特点，融入树的理念，通过锻炼强壮和激活脊柱，使参与练习的儿童和青少年能健康成长如参天大树一般。

12 组动作分三部分，体现如何长成强健挺拔的大树：树根要稳如磐石（对应下肢脊柱），树干要结实挺拔（对应核心），枝叶要伸展繁茂（对应上肢）。通过练习，可以改善姿态，强健脊柱，发展核心，增强肌力，提升灵敏度，改善机体免疫力。

儿童和青少年可以徒手练习，也可以手持器械（如普拉提球）进行练习以增加趣味性和动作难度。所有动作都从右边先开始，练习过程中要保持自然呼吸，不要憋气，有特殊要求的呼吸配合会在动作要领中特别标注。这些动作每周适合锻炼 3 次以上，一个动作可以重复 3~4 组。

鹰式举臂：站姿开始，双腿并立，身体直立，双臂上举，掌心相对，保持 8 拍。双臂经体侧向后举，掌心相对，保持 8 拍，重复 4 组。持器械练习：双手持普拉提球。

猴式抱膝：站姿开始，双腿并立，左腿直立，双手抱右膝，保持 8 拍，还原；换双手抱左膝，保持 8 拍，还原，重复 4 组。持器械练习：双手持普拉提球，不抱膝盖。

熊式下蹲：站姿开始，双腿与肩同宽，双臂上举，屈膝腿部向后坐，大腿与地面平行，保持8拍，还原，重复8组。持器械练习：双手持普拉提球。

鹤式站立：站姿开始，双腿并立，左腿直立，右腿屈膝，把脚放在左大腿内侧，臂合掌于胸前，保持4拍；右腿向后落地成左弓步，双臂上举平行，保持4拍，还原。右腿直立，左腿屈膝，把脚放在右大腿内侧，双臂合掌于胸前，保持4拍；左腿向后落地成右弓步，双臂上举平行，保持4拍，还原，重复4组。持器械练习：双手持普拉提球。

猫式伸展：四足撑地开始，从尾骨开始，缓慢拱背，保持4拍，再从尾骨开始，缓慢下沉，保持4拍，重复8组。持器械练习：双膝夹住普拉提球。

象式平衡：四足撑地开始，右腿向后伸展上抬，左侧手臂向前伸展，腹部控制，保持8拍，还原；左腿向后伸展上抬，左侧手臂向前伸展，腹部控制，保持8拍，还原，重复4组。持器械练习：单手交替持普拉提球。

犬式支撑：四足撑地开始，双膝离地，微屈膝，尾骨向上用力，拉长脊柱，脊柱与手臂呈直线，颈部放松，保持1个半8拍，4拍还原，重复4组。持器械练习：双膝夹住普拉提球。

蛙式侧展：右侧卧开始，双腿屈膝，肘关节支撑，左手叉腰，膝部以上缓慢离地，保持8拍，还原，重复4组后换左侧卧，同样重复4组。持器械练习：双膝夹住普拉提球。

鱼式拱桥：仰卧开始，双腿屈膝，从尾骨依次上抬脊柱，上背部离开地面，保持8拍，还原，重复8组。持器械练习：双膝夹住普拉提球。

鸟式振翅：仰卧开始，双腿屈膝踩地。吸气抬起上体（肩胛骨下端离地），双臂前伸过臀部，吸气拍打手臂5次，呼气再拍打5次，重复8组。持器械练习：双膝夹住普拉提球。

蛇式后仰：俯卧开始，鼻尖触地，双臂屈臂放于体侧，手臂推地抬起上体，保持8拍，还原，重复8组。持器械练习：胸口夹住普拉提球。

天鹅上抬：俯卧开始，双臂上提后交叉相握，上体和双腿同时抬起，保持8拍，还原，重复8组。持器械练习：双手夹住普拉提球。

扫描二维码，观看相关视频和图片

心理与免疫力

无论是面对各种生活事件的慢性心理应激，还是经历重大突发事件，都会给人们造成不同程度的心理冲击和压力，这种压力带来的紧张、焦虑、沮丧，甚至恐慌都能引发免疫功能的改变。本部分将向大家介绍精神心理压力对免疫系统的影响、应激与压力和免疫力之间的关系、怎样通过完善人格来管理应激，以及一些简便易学、行之有效的心理压力管理技巧，从而让我们在与急慢性应激事件的战斗中立于不败之地。

怎样认识心理应激与压力

面对负性生活事件，无论是它的严重性、持续性、突发性、紧急性，还是不确定性，都会给我们带来莫大的心理应激，而应激下最直观的感受就是压力，我们该怎样正确认识这种压力呢？

压力是一种刺激：这种刺激的来源广泛，不仅包括生理的、心理的，还包括社会和文化的。例如，有些年轻人与年迈的父母身处两地，无法时时在父母膝前尽孝，这种传统文化的冲击是较为典型的隐性应激。因为压力的持续性、隐蔽性，加之当事人本身的性格因素，就会对免疫力造成深远影响。

压力是一种反应：压力是应激源作用于人体产生的一种反应，这种反应不仅有生理反应，也会有心理或行为反应。加拿大生理心理学家汉斯·塞里认为心理应激是一种人类对环境需求的反应，是与生俱来的，是具有适应性和保护性的防御反应。

压力是一种觉察：压力是一种我们觉察到威胁时的正常感受。往往发生于个体无法有效应对或调节时，一旦个体觉察到发生了一种有威胁的情景时就会出现，但是否能被我们感知，还取决于我们对处理威胁能力的评估。因为每个人对威胁情景的觉察和评估不同，所以个体对应激源作出的压力反应也会不同，导致对免疫力的影响存在差异。

心理应激如何影响免疫力

心理应激产生的压力，通过输入、评估、反应等过程对免疫力产生影响。

输入过程：压力是心理应激对个体输入的各种需求，经个体认知评估后引起的生理和心理反应，包括以下四类。

★ 躯体性应激：如长期患有高血压、糖尿病等慢性病，或者突然罹患癌症等。

★ 心理性应激：如人际关系长期不良，或者身处地震灾区担心余震不断等。

★ 社会性应激：如面对重大传染病疫情，大家要戴口罩、勤洗手、不聚餐、少出门，这些生活方式的突然变化等。

★ 文化性应激：如长期在北方长大和生活的人，由于工作原因，需要长时间在南方生活带来的人文环境的变化等。

评估过程：是对应激源的觉察和评价。人的一生会遇到许多应激源，但不是每次都会引起压力反应，这在很大程度上取决于一个人对事物的认知评价。有时同样的应激源能引起一些人的压力反应，但对另一些人却不起作用，这其中人的性格特点起到了关键作用。

半杯水心态

在沙漠中，有一位智者专门为探险者准备了一个可供休息的驿站，他为每一位到此的探险者准备了一份礼物——半杯清水。有一天，烈日炎炎、高温难耐，驿站里来了一位年轻人和一位中年人。他们都口渴难耐，但看到智者提供的半杯清水，反应却截然不同。

年轻人一见只有半杯水就大发雷霆："我已经有三天三夜没有喝水了，你怎么就只给我半杯水？"中年人却非常高兴，对智者说："我也三天三夜没喝水了，这半杯水可救了我的命！"

同样是半杯清水，不同的人会有不同的评估，也会产生不同的情绪。中年人认为还有半杯水，足够他走出荒芜的沙漠；年轻人却看不到半杯水的好处，怨天尤人。不同的评估带来的不同压力感，产生不同的情绪，相信也会造就不同的命运。

反应过程：包括生理反应、心理反应和行为反应三种情况。

★ 生理反应：是个体对心理应激的能动性调整的过程，在一定程度上有助于机体对抗压力，恢复内稳定，保持免疫力；也会成为长期压力状态下导致躯体疾病的生理基础，造成免疫力低下，易感疾病。典型的生理反应包括心率加快、呼吸加深加快，血糖、血压升高，机体变得敏感、警觉等。当然，持续的或严重的心理应激还可造成机体内环境紊乱、免疫功能抑制，最终致机体的免疫力下降。

★ 心理反应：主要是各种负性情绪的表达。如焦虑，是对一些即将来临的、或许会造成威胁的情景表现出来的紧张和不适感；抑郁，是悲观、失望、无助、无力感等消极情绪的组合；愤怒，是指个体的目标性行为反复受到阻碍，无法得其所愿而产生的情绪体验；恐慌，是指个体面对觉察到的威胁，想摆脱却又无力实现后的情绪体验。这些心理反应在面对重大突发传染病时都会时有发生，例如，担心被传染的焦虑、确诊后的悲观抑郁、生活需求暂时无法满足的愤怒，以及不知疫情何时能过去，未来会怎样的恐慌。

★ 行为反应：是在心理应激作用下，引起上述不适的心身症状后，机体采取的一些适应和应对行为，从而减轻或消除压力的不良影响。包括两类行为反应，一类是针对自己的行为反应，通过改变自身以适应压力情景的要求，如远离心理应激源，或者改变自己的行为方式和生活习惯等。例如，面对重大的生活变故，有的人可能借助于烟、酒和一些药物来暂时缓解紧张、焦虑等心理反应。但吸烟、饮酒过多对人体有害，这不是积极的行为反应。另外一类是针对应激源的行为反应，指通过改变或适应压力情景的要求来处理心理应激，包括努力消除或者减弱应激源的各种行为。例如面对重大突发呼吸系统传染病，发自内心地接受戴口罩、多通风等防护措施。

精神心理压力影响的个体差异

在我们的日常生活中，时常会看到不同的人群，有时即使是身处同样心理应激环境中的人，产生的压力反应也是不同的，这主要取决于以下几方面。

心理应激源的性质与特点：例如，当年身处 SARS 疫情比较集中地区的人和身处连疑似病例都没有地区的人，因为罹患疾病概率不同而产生的应激源严重程度性质上的差异。

个体的特点：包括年龄、性别、职业、遗传因素、躯体健康状况、基础疾病状况等。

影响情绪反应的心理因素：包括人格、对精神心理压力的评估、既往的处置经验、应对能力、应对方式等。

正是因为有以上的个体差异，所以在调整心理发挥免疫力的效能时，我们要注重区别人格特征、环境因素等，从而个性化精准施策、有效应对压力，将免疫力的效能最大化，不仅要把它作为防病之盾，还要化为抗病之矛。

不同人群如何通过心理调整改善免疫力

下面就让我们一起来看看，针对不同人群该怎样调整心理，最大程度地发挥免疫力效能。

中青年人：中青年是家庭的中流砥柱，承担了大部分的家庭和工作压力，面对这样的高压力，不仅会对心态产生影响，免疫力也可能会下降，建议他们从以下几方面进行积极调整。

1. 合理设置工作持续时间，适当安排休息，可以根据条件和个人喜好在休息的场所播放一些轻音乐、放一些茶点，以便能在短时间的休息之后很快重新投入工作状态。

2. 每天要做放松训练。尤其是要做呼吸放松调整和肌肉放松训练，做到调身、调息和调心。

3. 增进对负面情绪的理解。一个人在面对强大应激源带来的高压力，处于高紧张工作状态时，会出现一些焦虑、恐慌等负面情绪。我们一定要知道，在应激下出现的这些负面情绪，是一种相对正常的反应，是人类的一种保护机制。

4. 适度宣泄负面情绪。除了正确认识负面情绪外，还要学会用一些积极的方法宣泄情绪。例如，找一个隐私的空间，痛痛快快哭一场，把自己心里压抑的感受宣泄出来。

5. 保持与外界的联系。一个人在遇到应激的时候，最需要得到外界的支持，尤其是心理层面的支持。此时对我们内心支持最大的就是亲人、家庭。所以要适度地或者每天至少一次与自己的家人交谈。

6. 积极鼓励自己。一个人在压力面前，多一些自我悦纳，往往会让自己的能力更强、状态更好。所以我们要肯定自己的辛苦付出，肯定自己流过的汗水。只有这样我们才会有更好的工作状态、更高的自我效能。

儿童：对儿童来说，家长引导孩子去看待外界的方式，决定了孩子怎样去感知外界发生的事情，家长的情绪对孩子来说非常重要。孩子想象出的可怕的东西，往往比真实发生的事情对他的影响更大。

面对重大的生活事件，维持稳定的生活节奏对孩子来说十分重要，这意味着一种精神上的稳定，一种心理状态的稳定。此时，爸爸妈妈可以与孩子进行更多地交流，尽可能多地陪伴孩子，尽力建立一个良好的亲子关系，鼓励孩子说出自己的感受，从而正确地引导孩子的情绪。

老年人：老年人由于对自身健康十分关心，所以更容易出现对突发事件的过度恐慌。首先，建议老年人要掌握一些科学的知识；其次，建议老年人通过建立一个自己可控的环境，来对抗外界出现的一些不确定情况带给自己的焦虑、恐慌；最后，建议老年人专注一些兴趣爱好来转移自己的注意力，有效缓解长时间受应激事件影响带来的不适感。

当然，除了要掌握这些具体的建议，还要掌握一些简便易行的心理减压技巧，不断塑造健全人格，从而通过强化平时自身的心理建设，做到未雨绸缪、防患于未然也显得非常重要。

有效应对，缓解压力

人本主义心理学家罗杰斯曾指出："好的人生是一个过程，而不是一个状态；它是一个方向，而不是终点。"

从健康心理学的角度来看，人生就是不断产生应激的过程。在这个过程中，个体努力适应环境、追求幸福。应激的结果如何、个体能否适应环境，取决于个体采取的应对方式。应对成功并从中习得经验，会促进个体更好地走出舒适区，拓展自己的心灵版图。应对是一个动态的过程，是一直在连续发生的一整套反应。由于应激情境的不同，个体的应对方式也会不同。每个情境都有其独特的、合适的应对方式，只要个体能够成功应对，就会战胜应激、缓解压力，甚至会促进个体的心灵成长。

人生的三个锦囊：接受、改变、离开

平静地接受无法改变的事情，比如身世；勇敢地改变能够改变的事情，比如学识；运用智慧，分辨哪些是可以改变的，哪些是不能改变；如果这些都做到了，依然难以接受，不能改变，则可以选择离开。

有位年轻人听说世上有一种"移山大法"，于是他就决定要学这种神奇的魔法。他拜访了许多名师都未能如愿。一天，他去拜访一位禅师。听完他的诉说，禅师十分轻松地告诉他："你不用到处跑了，我可以教你。"好多天过去了，禅师并没有教他"移山大法"。最后，他忍不住问禅师如何移山。禅师淡淡地回答："世界上根本就没有'移山大法'，但有一种方法也能达到你所希望的目的。"年轻人激动地等待答案。只听禅师平静地说："山不过来，我就过去。"

在这个故事中，山是无法靠人力移动的，这就是无法改变的事情，需要接受；但能改变的是人的行动，人移动到了山的另一侧，看似人在改变，其实从另一个角度来看，山的位置也相对地被改变了，这就是改变能够改变的事情。禅师的智慧就在于他知道什么是可以做得到的，什么是做不到的。

生活当中，有些痛苦发生了，就不要再想"如果……，这件事就不会发生了"，而应接受它。然后再看看，怎样才能止损，怎样才能从痛苦中获得人生的经验，甚至怎样将痛苦升华，让自己获得心灵的成长。

如果痛苦是难以面对的、难以接受的，也可以选择离开。诗人泰戈尔曾经写道"有一个夜晚我烧毁了所有的记忆，从此我的梦就透明了；有一个早晨我扔掉了所有的昨天，从此我的脚步就轻盈了。"将痛苦封存、搁置，也是一种有用的应对策略。在自己足够强大、足够成熟的时候，再回望痛苦也不迟。当然，如果愿意，也可以寻求专业的心理援助来应对不堪忍受的痛苦。

采取有效的应对方法

1. 尽量从不同的角度去看待事件，使事件看上去更积极些；或一直努力发现事件中美好的方面。

2. 集中力量为所处的情境做一些事，直接采取行动以使形势变得更好。

3. 努力思考下一步该怎么做，或想出办法明确应该做什么。

4. 如果善于幽默，可以拿糟糕的处境开玩笑，或者在这样的情境中苦中作乐。

5. 主动利用社会支持，善于从他人那里获得理解、安慰、认可、建议和帮助。

6. 将注意力转向工作或参加其他活动，使自己不再想烦恼的事情，比如看电影、看电视、阅读、做白日梦、逛街购物等。

7. 适度表达负性情绪，可以尽量平和地说出不开心的事情，以释放不快乐的情感。

8. 拒绝酒精、烟草等物质滥用；拒绝不努力即轻易放弃；拒绝苛刻的自我谴责；拒绝过度的情绪发泄。

像健身一样健心

首先，借鉴健身"超越自我"的方法。身体的锻炼需要经常承受一些超常的负荷，心理健康促进也可以这样。建议每隔一段时间做些有挑战性的事情，让自己暂时离开心理舒适区，这会让人变得更为勇敢和充满热情。挑战的事情最好分步实行，先定好小目标，慢慢超越自我，积聚内心的力量。

其次，借鉴健身的规律，张弛有度。现代生活最大的一个特点就是忙，所以一定要给自己一个时间，可以独处、放空，暂停与外界的联系。放下自己的社会身份，做一个自然人。建议设定一个时间，在此之后关掉手机，或者只保留一个应急的联系方式。此时可以阅读、冥想、发呆，或者做另外一个自己。

在其他的时间，则要加强社会联系，这会让人焕发青春，个人心扉的打开能为生命增加活力。不少行为极端的人，包括自杀者，都有一个共同点，就是缺乏社会支持。也就是说，关键时刻他们身边能够力挺自己的人不多，遇到重大应激事件时无人可说。所以，一定不要封闭自己，要建立并维护好适当、可靠的朋友圈。

此外，还有一个简单有效的健心技巧——和内心强大的人接触。如果你身边有一个乐观、积极又充满智慧的人，比如你的领导、老师或朋友，一定要与之多相处。久而久之，他们优秀的心理品质会不知不觉地被内化到你的心中。

值得思考的沙漏哲学

现代社会，有人说就像按下了快进键一样，很多人经常置身于纷繁芜杂的事务中，有时忙得焦头烂额，却又感觉顾此失彼。

沙漏里面的哲学

有位军人叫米诺，在收发室工作。他每天都马不停蹄地整理在战争中死伤和失踪者的大量数据。源源不绝的情报让人应接不暇，收发室的人员必须分秒必争地处理，一丁点的失误都可能会造成难以弥补的后果。

在压力和疲劳的重压之下，米诺患上结肠痉挛症。躯体的病痛令其忧心忡忡，他担心自己是否能活着回去见到家人。一天，米诺终于不支倒地，被送进医院。医生在了解他的情况后，语重心长地告诉他："米诺先生，你身体上的毛病其实没什么大不了，真正的问题是出在你的心里。"

军医接着解释，"我希望你把自己的生命想象成一个沙漏。当成千上万的沙子流过中间那条细缝时，都是平均而且缓慢的，除非弄坏它，你跟我都没办法让很多沙粒同时通过那条窄缝。人也是一样，每一个人都像是一个沙漏，我们必须一次一件慢慢来，否则我们的精神绝对承受不了。"

从那以后，米诺就一直奉行这种"沙漏哲学"，即使问题如成千上万的沙子般涌到面前，米诺也能沉着应对，不再觉得压力山大，因为他学会了如何从容不迫地面对自己的工作了。

这个故事非常值得当代人深思。生活中有大堆的工作、大堆的问题，都在等着我们去一一解决。但很多人过于性急，恨不得短期内就完成长期的人生使命。实际上，在同一时间，我们只能一次一桩、一次一件地专心完成工作。想要在一定的时间内完成大量工作，结果很可能是欲速则不达。如果最初就能够像沙漏那样均匀、持续地发力，统筹兼顾、按部就班，件件落实，最终效率反而会更高。

这一点也非常适合于平日工作忙碌的人们，虽然事情件件"十万火急"，但是做一件成一件是最大的效率，统筹兼顾、团队合作往往显得尤为重要。

拥抱适度的应激和压力

适度的应激是人成长和发展的必要条件，也会促进免疫功能，使之更加健全。早年的心理应激经历，可以丰富个体的应对资源，提高在后来生活中的应对和适应能力，更好地耐受各种紧张性刺激物和致病因素的影响。小时候受过"过分保护"的孩子，进入社会后往往会发生适应问题，甚至因长期、剧烈的心理应激而中断学业或患病。

适度的心理应激是维持人正常功能活动的必要条件。人离不开刺激，适当的刺激和心理应激有助于维持人的生理、心理和社会功能。缺乏适当的环境刺激会损害人的心身功能，心理应激可以消除厌烦情绪、激励人们投入行动，克服前进道路上的困难。适度的应激是心理正常发展的必要条件。人类社会环境是人的心理正常发展的必要条件，而其中应激经历是一种重要的环境因素。适度的应激可以促进个体认知、情绪、意志的发展和成熟。

适度的应激是促进个体成长的有效途径。千锤百炼才成钢，不断应激才成才。成功的人都是在困难中受到锻炼，在失败中获得经验，在挫折中不断成熟，在摸索中得到提高，在斗争中迎来胜利。适度的应激有助于激发人的动机，挖掘人的潜能，提高人的学习和工作效率，锻炼人的意志，培养人的健全人格。

国外有学者指出，对待压力和应激的态度有着不为人知的重要性。存在应激和压力时，人会感觉紧张，会心跳加速、呼吸急促，甚至满身大汗，通常这些生理变化被称为焦虑或作为代表压力失调的信号，但若将这些现象当成身体活力充沛的象征，表示已准备好迎接挑战，又会怎样呢？在哈佛大学进行的一项研究中，他们正是这样告诉受试者的。在社会压力测试开始前，受试者学着将压力反应当作助力，将心跳加速视为蓄势待发，呼吸急促也不要紧，这是为了让大脑得到更多氧气。受试者中，那些学会将压力反应想象成有助、有益表现的人产生的忧虑、紧张感相对较少。焦虑少了，信心反而提升了。

最新的压力研究结果提示，如何看待压力至关重要。压力出现时，告诉自己，这是我的身体在帮助我准备迎接挑战。当你如此看待压力，身体会信任你的判断，而你的压力反应就更健康了。当你如此看待压力就会发现，你不只更善于处理压力，还将更加相信自己能够应对生命中的挑战。

学会自我催眠，增添心理能量

催眠，不是催人入眠，而是让自己进入一种很放松、很舒适，可以和自己内心深处对话的状态。生活当中的冥想，或沉浸于某种专注的状态，都是类催眠的现象。有意识地进行自我催眠，则可以增添心理能量，令人的内心世界更加和谐有序。下面就给大家介绍一种简单的自我催眠方法。

轻松地站着或坐着，旁边有没有人都没关系。只要别人不会突然来打扰你即可。然后，把眼睛闭上，感受一下视觉关闭之后整个人的身心状况。接着，做3次比较深慢的呼吸。通常在3次深呼吸之后，会感觉到整个人更轻松，也更舒服。在心里告诉自己："我会慢慢从1数到20，每数一次，我都会进入更深的意识状态，整个人会更宁静、更放松。当我数到20的时候，我就会进入很棒的催眠状态，身心都非常舒畅。"默念之后，就以3~5秒钟的间隔，慢慢在心里从1数到20。这个过程是很享受的。当你数到20，就请细细品味安详、宁静、舒适的催眠状态，直到你觉得充分了为止。

练习几次达到这个要求之后，从1数到10，就可以进入催眠状态。当你进入很好的催眠状态之后，就可以反复自我暗示一条催眠金句："每一天，在各个方面，我都会越来越好！"

睡前或醒后，是自我催眠的最佳时机。如果是在睡前，还可以和自己说："今晚我会睡得非常好，醒来以后，整个人头脑清醒，精力充沛！"这样的自我催眠建议至少坚持21次。

气球技巧，纾解情绪

有个女士，下班较晚，回家时路边突然窜出来一条流浪狗，她吓得尖叫了一声，心脏怦怦乱跳，呼吸急促，差点儿摔倒。幸好流浪狗没有咬她，但她以后每次走到这里都会担心，害怕再次看到那只流浪狗，慢慢她感觉自己都不愿上班了。不胜烦恼的她后来找到了心理医生。在了解了事情经过之后，医生给她做了一个处理。结束之后，她如释重负，后来晚上再次经过那个地方，也没有什么异样的感觉。医生用的就是下面的心理干预技术。这是一种容易操作，且很有效的压力管理技术。

回忆一个引起你压力感的场景和事件，注意自己的感受（生气、害怕等）。然后生动地想象你在吹气球。你手里捧着一个气球，把它吹起来。随着每次呼气，把上述情绪从身体里吹到气球里。

当气球渐渐胀大时，想象自己注意到气球的表面有一幅图像，这幅图像由于气球的球面而有些变形，但你明白它与你的压力来源有关。随着每次呼吸，你越来越多地释放出那些情绪，气球变得越来越大，上面的图像也变形得更加严重。

继续把身体的情绪吹出来，直到它们全部进入气球。这时你注意到气球胀得非常大，表面的那幅图像已经变形得面目全非了。

然后想象自己放开手中的气球，看着它脱手飞射出去，直入云霄，然后落在某个遥远的地方。

做一次深呼吸，现在检查你对那件事情的感觉。在大多数情况下，原先的感觉要么烟消云散了，要么淡化了。

腹式呼吸，助眠宁心

一位职场人士，工作压力较大，晚上睡觉的时候也会浮想联翩，入睡很慢。但他又不愿意服用助眠的药物，担心白天会犯困，影响自己开车。医生在了解到他的需求之后，教给了他一种方法，尝试之后，他发现自己真的可以在就寝后放松下来，不知不觉进入梦乡。这种方法就是腹式呼吸。

腹式呼吸，又叫调息训练，是有意识地延长吸气、呼气时间，进行深慢的、有规律的呼吸运动，使呼吸从平时每分钟 16~20 次，减慢到每分钟 5 次左右。缓慢的呼吸会使练习者慢慢地安静、放松下来。坚持练习腹式呼吸，有助于改善睡眠，缓解焦虑、紧张等不良情绪。腹式呼吸的具体操作步骤如下。

首先，请摘掉眼镜和手表，松开腰带，放松肢体，舒展自然。身体轻轻靠在椅背上。闭上双眼，双手轻轻放在下腹部，或放在身体两侧。

然后开始进行呼吸练习。先请闭上嘴巴，用鼻慢慢呼吸。吸气时，腹部缓慢鼓起，自己感觉到腹部向外逐渐鼓出。呼气时腹部向内缩进，自己会感觉到腹部逐渐向背部压进。吸气的时候，在心里以秒针的速度默念"1、2、3、4、5、6"，按这一速度将空气逐渐吸入体内，念到"6"时腹部已经鼓到最高点，仿佛吸入的空气已达到饱和状态，稍停瞬间，再缓慢呼气，同时按秒针速度默念"6、5、4、3、2、1"。当念到"1"时，腹部已经缩到最小，空气已全部排出体外。

可按照上面的方法重复练习。做完练习后，请慢慢睁开双眼，舒展身体，活动筋骨，这时你会感到头脑清晰、心情舒畅，全身放松。

在练习的过程中如果感觉到累或憋气，可更换为正常呼吸，休息片刻再继续。无论是吸气，还是呼气，都要尽量达到"极限"量，即以吸到不能再吸，呼到不能再呼为度。每次可进行 3~5 分钟。

腹式呼吸不仅可以在入睡困难的时候练习，还可以在焦虑、紧张、害怕的时候练习。通过腹式呼吸，人的情绪会趋于平缓，内心也会逐渐平静下来。如果你遇到了突发压力，感到难以自处，不妨练习几分钟腹式呼吸，让自己放松一下。

渐进式放松——给自己做的身心按摩

我们知道，人的身心是合一的，心情紧张时，肌肉也是紧绷的。要想放松心情，其实可以从放松身体开始。有种简单易行的方法，就是渐进式放松。

渐进式放松是一种逐渐有序地使肌肉先紧张后松弛的训练方法。练习时先使肌肉收缩，继而放松。由此可以体验紧张后放松所产生的那种松弛体验。在做放松训练时，通常按照自上而下的顺序进行，先放松一部分肌肉，之后再放松另外一部分肌肉，循序渐进。

具体做法如下：找一个安静的场所，坐着、躺着都可以。先使肌肉绷紧，再绷紧，保持几秒钟，然后瞬间松弛，注意体验肌肉紧张和放松时所产生的感觉。通常可以从右手开始，先握拳，用力，再用力，然后瞬间放松，体验该部位放松后的感觉。接下来按照以下顺序进行放松：右前臂和肱二头肌、左手、左前臂和肱二头肌、前额、双眼、嘴巴、颈部、肩背部、胸部、腹部、臀部、大腿、小腿（脚尖向上、脚尖向下）、脚（内收、外展）。

每部分肌肉一张一弛做两遍，然后对那些感到未彻底放松的肌肉依照上述方法再行训练。当使一部分肌肉进行一张一弛的训练时，尽量使其他肌肉保持放松。

渐进式放松训练，因为肌肉一张一弛，有对比感，学习和掌握比较容易。渐进式放松训练可以消除人的身体和心理方面的紧张状态，做一次渐进式放松，肌肉和心情都会得到慰藉，相当于给自己做了一次全身心的按摩。如果不能外出健身，那么渐进式放松也是一个不错的选择。

对免疫系统真情告白——改善免疫功能的心理练习

免疫系统虽然看不见、摸不着，但我们却可以试着以特别的方式和它进行对话交流。恰当使用想象训练的方法，可以激发我们的免疫系统，改善免疫功能，促进疾病的缓解和康复。

进行想象训练的时候，可以在一个安全宁静的地方坐下或躺着，选择一个舒服的姿势，闭上眼睛，先做两次深漫的呼吸，深深地吸气，缓缓地呼气，让自己的身体逐渐放松下来。然后，注意一下自己所在的空间，注意一下自己的位置、姿势，关注自己的呼吸。做完这些之后，将注意力放在自己的内心世界，让自己的想象力驰骋、飞扬。

现在，在心中默默告诉自己，我有一套神奇的免疫系统。它是我生命的一部分，从我来到这个世界上，我就拥有它。我的免疫系统一直在默默地保护着我、陪伴着我。

我的免疫系统是我内在的一个王国。就像是国家的军队、警察和其他安保人员。在平常的健康状态下，有安保人员在巡视我生活的环境，它会对自己人微笑，对可疑的外来人员保持警惕。我的免疫系统中还有警察，它会对零散的破坏健康秩序的坏人出手。我的免疫系统中还有强大的军队，它们会对成群结队的敌人展开战斗。我的免疫系统中的卫士广泛分布在我身体的每一个地方，守卫着我身体的每一寸肌肤，每一个细胞。

现在，我想和我的免疫系统进行一次深情的对话，以表达我对它的感谢和赞叹。现在，我想对它真情告白：你是我身体的安全卫士，你真的太重要了，无可替代。我知道，你是如此的机智敏锐，会把我的机体与所有入侵者区分开来。你有着无与伦比的警觉，能够判断什么是我体内的，什么是不属于我的。你还能够精准地区分什么是有害的，什么是无害的。从我诞生的那一天，你就开始保护我的健康，保护我免受疾病的侵袭。我发自内心地感激你，我的免疫系统，我会更加爱惜你、尊重你。我会选择对免疫系统有帮助的健康饮食，我会坚持健身，我保持健康规律的作息，我会保证充足的睡眠。我愿意为你做得更好，不辜负你对我的关心和爱护。希望你可以感受到我对你的爱。

在我内心深处，我知道你会越来越强大，越来越稳健。会根据需要，竭尽全力保护我的健康。当有坏人作乱，有敌人入侵时，你会果断地防御，有力反击，直到取得全面胜利。你非常强大，攻无不克，战无不胜，还能够一直保持理想的平衡，不过度投入，不过度反应。我依赖你，信任你。我知道，你能动用所有的武器和资源，最终完成任务，重新回到平衡、协调乃至完好的状态。你很聪明，很智慧。我愿意让你永远保护我，使我免受疾病的侵害，帮助我维持健康，增进健康。

我的免疫系统，你是一个强大、统一而又灵活、机动的作战军团。如果你有什么要求或意见，可以以特别的方式提醒我。我愿意去改变，为了我们的健康。我愿意和你同心协力，精诚合作，互相支持。

再次感谢你，我的免疫系统，感谢你给我与生俱来的呵护与守卫。我深深地爱你。为了我们，我愿意选择健康的生活方式，愿意选择营养合理的食物，愿意坚持体育锻炼，愿意保持规律作息习惯和充足睡眠。这样，我的免疫系统才会保持最强的战斗力。以后我愿意更加积极地回馈你、滋养你，我会经常与你对话。我愿意和你一起并肩战斗。

好的，今天，我和我的免疫系统就交流到这里。现在，做一次深漫的呼吸，动一下手指，转动一下眼球。让自己慢慢回到此时此刻，回到当下的空间。

可以经常进行这样的心理练习。一段时间后，你的免疫系统就会更加强健地保护你。

上面的这些内心独白，可以在领会其核心含义后适度发挥，不需要一字不差地背诵下来。只要用心，你的免疫系统就会感知到这些信息。

给免疫系统建立一个心灵的安全岛

安全岛，原本是指设置在往返车行道之间，供行人横穿马路临时停留的交通岛，会让人得到保护，感觉安全。在我们的精神世界，也可以建立一个安全岛，而且是更大、更隐秘、更适合你的安全之地。

心灵的安全岛，就是通过想象，在内心深处找到或构建一个使自己感到绝对舒适和惬意的地方。这个地方只属于你，只有你一个人知道，可以自由进出，可以携带任何你想带的物品。这个地方有一个很好的边界，会得到绝对的保护，会阻止未受邀请的外来物闯入。没有你的邀请，没有人知道这个地方。

如果你出现紧张、焦虑及恐惧不安等体验时，不妨试着使用安全岛技术来帮助自己稳定情绪。这样能在一定程度上缓解焦虑、紧张等情绪，增加内心的安全感。

安全岛技术操作步骤如下：首先，进行 10 分钟左右的肌肉放松训练。在一个安全的房间里，坐在一个舒适的椅子上，两脚平行，自然分开，与肩同宽。双手自然地放在大腿上，双肩自然下垂。轻轻闭上眼睛，尽量保持颈部和头部处于端正的姿势，身体逐步放松。然后，开始深深吸气，缓缓呼气。最好采用腹式呼吸，这会让自己的身体更加放松。深吸慢呼，越慢越好，专注于一呼一吸之中。不用去关注来自脑海里飘飞的思绪，让呼吸充满你的意识。如此循环往复几次，就会进入极度放松的状态。

接下来，在内心世界里找一找，看有没有一个安全的地方。在这里，你能够感受到绝对的安全和舒适。这个地方只有你一个人能达到，你也可以随时离开。你可以带上一些需要的东西，包括宠物来陪伴你，但必须是友善的、可爱的，可以给你提供帮助的东西。如果在寻找或构建安全岛的时候出现了不舒服的画面或者感受，没关系，告诉自己"此刻，我就是想找一个美好的、感到舒服的、有利于康复的地方。"

接下来，觉察自己的感受，如果感觉有点儿冷，就想象一下，太阳出来了，照在你身上。感觉自己的身体越来越暖和了。或者，你也可能有消极的想象，例如担心自己会得病，担心家人会得病。此时，想象手中有一个像遥控器一样的东西，只要一按它，眼前的画面就会切换到以前和家人快乐、平安相处的情形。可以发挥你的想象，直到你真的感到很舒服。

如果在你的小岛上感到绝对的安全，就请你用自己的方式，设计一个特殊的姿势或动作。做出这个姿势或动作，你就可以随时回到这个安全岛。收回你的这个姿势和动作，你就可以离开安全岛。

现在，做一次深呼吸，平静一下心情，慢慢地睁开眼睛，回到此时此刻，回到现实世界中。这样的练习如果一次达不到理想的效果，可以重复几次。如果达到理想的效果，就将安全岛模式固定下来。做出你的那个姿势或动作，就随时可以回到你的安全岛，由此重新获得愉悦、平静和安全的感觉。

蝴蝶拍——让节拍带动免疫力翩翩起舞

免疫系统，是我们每个人的贴身卫士，抵御入侵，守护健康。当我们的心灵受到冲击的时候，也可以像我们的免疫系统那样，进行一种自我防卫的练习，这就是蝴蝶拍技术。

蝴蝶拍，又称蝴蝶拥抱技术，就像蝴蝶一样拍打着翅膀，如同我们自己拥抱自己、安慰自己一样，是一种心理稳定化技术，可以帮助心理和躯体恢复和进入到一种稳定的状态。蝴蝶拍可用于应激事件导致的焦虑、紧张、惶恐、缺乏安全感的状态。

蝴蝶拍技术操作步骤如下。

先熟悉蝴蝶拍的内容：双臂交叉在胸前，指尖轻贴在对侧的锁骨上，或者轻抱自己对侧的肩膀或上臂，然后双手交替轻拍对侧的肩膀或上臂，左右先后各拍一次为一轮，用自己感觉舒服的力度去轻拍，可以每一两秒钟拍一下。通常十轮为一组。

需要使用这个技术时，可以选择一个安全的地方坐下来。先体验一下身体的姿势和周围的环境，体验双脚和地板接触的感觉，体验背部和椅子接触的感觉，同时进行深慢而平稳的呼吸，默默对自己说："现在，我很安全"。

接下来，带着"现在我很安全"的感觉，体验自己和周围环境，做出蝴蝶拍的准备动作，然后开始轻拍。如果头脑中自然浮现出一些想法、情境或者身体的感觉，就允许它们出现，让其自然而然地发生。拍完一组后，可以停下来，做两次深慢的呼吸，体验此刻舒适和安全的感觉。完成一组后，如果体验到安全，或者自己很喜欢这个方法，可以重复两三组，然后结束。

如果有人在练习的过程中出现不舒服的体验，就默默对自己说："现在我是安全的，我只需要体验积极正向的内容，别的可以先放一放。"通常这样就可以继续做蝴蝶拍。如果干扰太明显，就暂停。做一次深漫的呼吸，然后起身，关注环境中的其他东西，比如周围有什么样的摆设、房间里有几种颜色等，让自己回到当下。

正念减压，让战斗的免疫力休养一下

我们的免疫系统，就像一支警觉的精锐部队，时常处于一种备战状态。如果战斗开始，一定会立刻启动武器，打响身体保卫战。经常的战斗，不可避免会让我们的战士疲惫，而正念减压技术，就是一种主动让免疫力休养生息的办法。

正念减压技术，是一种冥想活动，是有意识关注当下而不去评判，也是非常适合自我沟通的一种行为训练方法。简单易行，随时随地都可以自主开展这个训练。正念减压技术是目前最好的大脑放松方法，特别是当大脑感觉累的时候。坚持进行这个训练，会让我们的心情得到最有效的平静，还会慢慢地改变我们的消极思维，让人更加积极、更有觉察力。具体操作方法如下。

首先，坐在直背椅上，挺直腰身和脖子。如果可能，最好不要靠着椅背，这样可以让脊椎自然平直。同时双脚平放在地板上，轻轻闭上眼睛。

接下来，把注意力放在呼吸上，体验空气进出身体的感觉。觉察每次吸气和每次呼气的不同感受。注意感受呼吸，但不要寻求任何特别的感受，也不要用任何方式改变呼吸。冥想时，你的心绪可能会游走到别处。如果觉察到这个现象，就把注意力轻松地带回呼吸，不用责怪自己。没关系，不带批评地把注意力带回来就可以了。

几分钟后，睁开你的眼睛，再次意识到周围的事物，主动地觉察、发现周围的一切，从坐着的椅子开始，地面、墙壁、天花板、眼前的桌子……一直到整个房间，然后舒展一下身体，结束本次的正念减压训练。

恰当地使用心理防御机制

心理防御机制是指当个人遇到应激性压力性事件时，都会产生焦虑情绪，给个人带来不适感，为了减轻焦虑、让内心不过分痛苦，人会不知不觉地自动把自己和现实的关系在心理上进行修正，使个人暂时恢复心理平衡的自我保护调节机制。防御机制可分为不成熟型防御机制、成熟型防御机制和中间型防御机制。

不成熟型防御机制：是原始的防御机制，如否认，这是人在应激初期往往会使用的一种防御机制，起到自我保护和缓冲痛苦的作用，但长期使用不利于应对现实困难，会形成心理问题。

成熟型防御机制：是一种在自我发展成熟后表现出的心理机制，具有建设性，如升华，可以帮助个人适应现实，有利于应对应激。

中间型防御机制：如幻想、转移、补偿等，人在遇到应激时也会使用，目的是缓解内心的冲突和焦虑。

防御机制往往是在无意识间起着作用。恰当使用防御机制，会减轻个体的内疚、不安、失望、伤感和焦虑，起到保护作用，但过度的、不恰当的防御机制，会导致个体不能面对现实问题，甚至出现退缩、恐惧等，导致心理问题。

常见的防御机制

压抑： 不知不觉地把不愿面对的痛苦体验压抑到潜意识中，表现为不能觉察或回忆。

否认： 歪曲或否认那些已经发生的令人痛苦的应激性事件，以避免内心上的不安与痛苦。

退行： 个体面对负性应激性事件时，心理活动退回到前面的发展阶段，运用以前是恰当的但现在却是不成熟的、幼稚的行为来应对，以获得别人的同情和照顾，避免面对现实问题或内心的痛苦。

合理化： 在面临诸如失败、损失或无法实现某个愿望等负性应激性事件时，个体找出借口来解释，以减轻焦虑、减少失望。

投射： 在潜意识中把自己所不喜欢的或无法接受的欲望、态度、感情、思想等转移到别人身上，以避免焦虑，获得心理的平衡。

转移： 个体遇到负性应激性事件时，不能把焦虑、愤怒等负性情绪发泄到应激源上，只能把自己的情绪转而发泄到可能很安全的其他目标上。

抵消： 用某种象征性的活动来抵消不能被意识接受的欲望、冲动、观念或行为，以减少负罪感和焦虑。

补偿： 个体在生理上或心理上有某种缺陷，可能是实际存在的，也可能是想象的，而采用种种方式来起到补偿作用，以减轻内心的焦虑，但过分补偿可能影响心理健康。

幽默： 通过幽默的语言或行为来应对应激性事件，是一种健康向上的、成熟的心理防御机制。

升华： 把经历应激时的痛苦转变成能被社会接受的行为或某种积极、健康的追求，以保持内心的安静与平衡。

培养应激耐受人格

人格是个体独特的思维、情感和行为模式。健全的人格对维护心理健康、积极应对压力有着重要的影响。人格特征是人们应对压力过程中重要的中介因素，不仅会影响人们对压力性事件的认知、评价和处理方式，而且会影响人们可利用的外部资源的质和量。健康心理学的研究表明，有些人格特征不仅使个体更易遇到压力性事件，更易产生应激，而且会加重应激反应，导致不适应的后果，对健康具有消极影响，被称为应激易感人格；有些人格特征却有助于减轻应激反应，取得适应性结果，对健康具有积极意义，被称为应激耐受人格。

应激耐受人格主要包括坚毅型人格、乐观型人格、幸存者人格、B型人格。

坚毅型人格：芝加哥大学考巴萨博士在研究中发现，在高度应激的情景下，一些经理人由于保持特定的态度而表现出较少的心理和身体的疾病症状。由此，考巴萨博士提出了坚毅型人格的概念，用以描述那些虽然体验高度的应激，但由于表现出一系列的态度、信念和行为倾向而使自己免于疾病的人格特征。

乐观型人格：乐观主义者生活态度积极，对事情的结果满怀积极的期待，总是看到事物美好的一面，坚信黑暗中总有一线光明。

幸存者人格：某些人虽然面临威胁生命的重大应激事件，如癌症、塌方、车祸、火灾、地震、登山遇险等，但仍能幸存下来，美国心理学家希伯特最早对这样的幸存者的人格特征进行了研究，并于1996年出版了《幸存者人格》一书。幸存者人格并不是与生俱来的，而是通过后天的学习和实践获得的。因此，如果加以训练，就可以更多地拥有幸存者人格，从而从火灾、地震等众多威胁生命的重大应激事件中得以幸存。其中，最重要的是在生存压力面前能够接受现实，并理智思考，能够创造性地解决问题。

所以，高压下创造性思维的训练是非常关键的，能够有效提高压力面前的心理灵活性，从而提高生存机会。

B 型人格：又称 B 型行为模式。B 型人格者通常对事业和婚姻感到满足，知足常乐，悠闲自得，不求名利，不在乎能否取得成就；待人随和，不热衷与人竞争；工作、生活从容不迫，稳扎稳打，随遇而安。紧张的工作后能愉快地休息，能自己消除烦恼。

如何培养 B 型人格

首先，合理制订目标，既可以激发斗志，又不至于让人压力过大。这对于保持相对放松的心态尤为重要。其次，凡事都抱着宁静放松的心态，以不急不缓的心态解决问题、对问题解决的最终状态不抱有过分的期望，更多获得心灵的平静。最后，在现代社会竞争比较激烈的环境中，注重培养良好的合作意识，与人相处的过程中能适当考虑他人的意愿，有助于减轻焦虑，得到更多的社会支持。

应激耐受人格特点

人格	人格特点	与健康的关系
坚毅型人格	承诺（寻求卷入而不是退缩）、控制（努力施加影响而不是无能为力）、挑战（努力从积极和消极的经验中学习而不是感到受威胁）	能够缓冲应激和疾病之间的关系。坚毅性高，面对应激情景，疾病出现的可能性就小；坚毅性低，疾病出现的可能性就高
乐观型人格	看到事物好的一面，并使原有正向价值发挥更大的积极效应，总是遵循"大中取大"的价值选择原则	往往拥有更平和的心态和更好的健康状态
幸存者人格	强烈的生存愿望、对危险情境的接受、乐观和创造性地解决问题	在灾难面前能够稳住自己的情绪，并创造性地解决问题，拥有更高的生存概率

人格	人格特点	与健康的关系
B型人格	抱负适度（认真权衡、取舍有度）；安宁松弛（按部就班、有条不紊）；合作顺从（开放态度、乐于合作）。	出现各类疾病的概率较低，在压力或负性事件下能保持平静，有助于减轻焦虑

说了这么多应激耐受人格，我们再来看看有关应激易感人格的内容。

A型人格：又称A型行为模式，是在20世纪50年代由两位美国心脏病学家Friedman和Rosenman提出的。这两位专家发现，在冠心病患者中，有一部分人在性格上有一些共同特点，概括起来就是四个词：易恼火、激动、发怒和急躁。这四个词在英文中有两个是字母A开头的，于是就把这种性格成为A型人格。

A型人格的优势与劣势

A型人格的优点：时间观念强，工作积极、负责；有很强的竞争意识，不甘心失败，有很强的生活动力。在单位和家庭中都是举足轻重的人，对人直率，有事业心。

A型人格的缺点：个人承受着时间紧迫感的压力，精神上长期处于超负荷的紧张状态。奋斗与成就并不能使他满足，所以有时欲速则不达。另外，竞争中含有潜在的敌意，通过对自己的不满意、对别人的不耐烦表现出来，常常对人不宽容，太精明强干，比较固执。

C型人格：C型人格者经常表现得中规中矩，不懂得拒绝；面对别人的请求，不论是愿意还是不愿意，都不好意思说不；对自己严格要求，遇到矛盾忍气吞声。在家里，C型人格者可能是个好妻子、好丈夫，有了剩饭尽管自己不喜欢吃，但也不好开口要求其他家人吃，往往是一边在心里抱怨，一边吃剩饭剩菜，但在表情上却很平静，波澜不惊。在单位，C型人格者可能是个好员工，遇到有人请自己替班，虽然自己也有事，但也会碍于面子而答应。有些脏活、累活，别人避之不及，如果领导要求他做，尽管心里也不愿意，C型人格者还是会做。

在我们的生活中，C型人格者比较常见，这与我们的文化有关。我们的传统文化提倡与人为善、以德报怨，含蓄克制，这些如果在一个人身上被过度使用，就会塑造出C型人格。

明显的C型人格

有位癌症患者在接受专家的心理辅导时，始终否认自己对他人有不满情绪。但是经过专家细心询问和观察，发现这位患者有时会在梦里哭醒。患者回忆，在梦里自己是因为委屈、愤怒、不公而哭泣。这就是C型人格对负性情绪压抑过深的结果。在意识清醒的时候，她由于压抑过深，不允许自己对别人有不满，所以她觉察不到自己的这些情绪。在梦里，在无意识的状态下，情绪不再被意识压制而得以宣泄，于是她会在梦里哭醒。

D型人格：荷兰学者德罗勒特在研究中发现，有的患者康复速度慢，容易再发作，而且死亡率高。经过反复观察、总结，他提出了D型人格概念，又称为忧伤型人格，包括负性情感和社交抑制两个维度。

D型人格者往往会体验到更多的烦恼、担忧、焦虑、紧张等。比如经常担心可能发生的一些意外；遇到了不顺心的事情就一整天想着这件事不能放下；思想上对生活中的不良刺激（如一些不愉快的事情）非常关注，并由此体验到更多的压力；在与他人的交往中，总是倾向于压抑自己的情感表达，以避免他人的不认可或拒绝；表现得性格孤僻、不合群，与他人相处时总感到紧张、缺乏安全感。

应激易感人格特点

人格	人格特点	与健康关系
A 型人格	争强好胜、事必躬亲，性格急躁、讲求效率，时间观念过强、有种紧迫感	容易在中年患心脏病、高血压、脑卒中等疾病，情绪容易波动
C 型人格	克制压抑，不爱表现负面情绪，回避各种冲突；屈从于权威；没有主意和目标，不确定感多，没有密切的人际关系	免疫功能受到抑制，这样的人容易患皮肤病、哮喘、癌症等
D 型人格	长期以消极情感为主，社会交往中压抑自己对情感的体会和表达，有意识地保持自我压抑状态、不能放松	密切相关的疾病包括冠心病、心源性猝死、癌症、偏头痛、抑郁等

调适对应激事件的解释风格

应激事件往往会使个体产生焦虑、恐惧、抑郁等一系列情绪，但对不同的个体产生的影响又各不相同，为什么会是这样呢？

这受以下因素的影响。首先，应激事件对个体来说是好的、不好不坏的，还是坏的；其次，如果是坏的，会造成多大程度的威胁；最后，自己是否有能力或资源应对。当个体认为应激事件造成的后果严重，自己没有能力和资源应对时，压力感会增高，焦虑、恐惧等情绪也会增加。

长期过度的压力会加重个体的认知偏倚，表现为思维狭窄、自我评价低等，也会使认知功能受到损害，比如记忆力减退、注意力集中困难、认知效能较低等，解释风格更偏重事情不好的一面，并会无限放大，常常会感到焦虑恐慌。日常生活中我们会发现，在压力很大的时候，思考问题和解决问题的能力会有所减退，经常忘事；此外，也可能会觉得当前工作中的难题没有解决之道，工作效率降低等。这种负性的认知模式继而会对情绪造成负面影响，使个体的压力更大，形成恶性循环。

惯性思维偏倚表

1. 是否看问题过于极端？（全或无思维）

2. 是否把个例视为常态？（以偏概全）

3. 是否只关注情况的负性信息，而忽略其他？（心理过滤器）

4. 是否缺乏支持的事实证据就过早地得出负性结论？（过早断论）

5. 是否在放大事情的重要性，或者在将事情的后果灾难化？（放大）

6. 是否因为焦虑感受而认为有什么不好的事将会发生？（情绪推理）

7. 是否容易使用"我是个失败者"等负性感受的词汇描述自己？（贴标签）

8. 是否将责任全部归结到自己身上而忽略其他原因？（自身化）

心理学研究者提出了一种认知模型，即影响人们情绪的不是事件本身，而是对事件的解读和看法。受到情绪困扰的人们倾向于把问题看得过分严重，把别人的无意或善意理解为有意或不友好，产生了对自我、他人和未来的惯性的、有偏差的想法，导致情绪问题、生理不适和行为问题；反之，情绪行为问题又会强化其惯性思维的偏差。思维习惯是后天习得性的，所以我们可以通过认知调整三部曲练习纠正惯性思维偏差，学会管理情绪。

1. 识别惯性思维，当出现情绪困扰时，在回应情绪之前，先自问"我感到沮丧是因为我想到了什么？"

2. 针对惯性思维进行自我对话，检查惯性思维是否准确地反映了客观事实。

3. 重新对应激事件做更客观的评价。

自我对话

1. 我的想法证据是什么？

2. 我的想法里有什么错误？有其他可选择的解释吗？

3. 可能发生的最坏和最好的结果各是什么？

4. 最现实的担忧是什么？

5. 我这么想的结果是什么？

6. 其他可替代性的想法是什么？如果是我的朋友处在类似的状况，我会怎样劝他？

利用和建立社会支持堡垒

社会交往和人际关系不仅在应激中对个人可以起到支持和陪伴的作用，还可以使个体获得归属感，获得爱与尊严。

社会支持包括来自社会各方面给予个体的精神上和物质上的帮助和支持，具有缓解应激的作用。社会支持包括物资支持、精神支持、信息支持。大多数情况下，社会支持对个体健康有积极的保护作用，可以降低死亡的危险、患病的概率，降低应激构成的消极情绪，维护健康的生活方式。积极需求和利用社会支持是心理健康的重要标志。

当积极心理学创始人之一的克里斯托弗·彼得森被问及用两个字来描述积极心理学是讲什么的，他回答说："他人"。孤独者很少获得积极的情绪体验。他人是人生低潮最好和最可靠的解药。优质的社交包括以下几部分：真诚、尊重、倾听、自由。与家人、朋友、同事的互动是缓解压力、寻求社会支持的重要方式。建立并维护好个人的支持网络，可以增加个人的抗压能力。

人际支持网络

一级：对个人来说最重要的人，如家人。

二级：对于个人来说重要程度低一些的人，如闺密、朋友等。

三级：对个人来说不那么重要但会经常见到的人，如同事、邻居等。

睡眠与免疫力

我们在生活中常常发现，一个人如果感冒了或是由于其他疾病导致各种不适时，常常表现得很容易困倦，睡眠时间也比较多。如果此时能好好睡上一觉，各种症状会明显缓解甚至康复，睡眠堪称"不花钱的养生保健小秘方"。

网上流行的暖男标配金句"我爱你、多喝水、早点儿睡"中，就包括了睡眠，其实不仅暖男这样说，妈妈们也这样说，妈妈的妈妈们也这样说。看来"睡眠有助疾病恢复"的观念真是深入人心。

健康中国行动推进委员会印发的《健康中国行动（2019—2030 年）》中明确指出："长期的睡眠不足会加大患心脑血管疾病、抑郁症、糖尿病和肥胖的风险，损害认知功能、记忆力和免疫系统"，因此倡导人们要"重视睡眠健康。每天保证充足的睡眠时间，工作、学习、娱乐、休息都要按作息规律进行，注意起居有常。了解睡眠不足和睡眠问题带来的不良心理影响，出现睡眠不足及时设法弥补，出现睡眠问题及时就医。要在专业指导下用科学的方法改善睡眠，服用药物需遵医嘱"。

想要拥有最佳免疫力，请从一晚高质量的睡眠开始。

我们为什么需要睡觉

健康的人通常只有清醒和睡眠这两种状态，这就是"睡觉"：睡指睡眠，觉指觉醒，它们一阴一阳，相互对立，却又有机统一，所以我们要读懂"睡眠说明书"，方能解开睡眠的健康密码。

健康成长靠睡眠：睡眠是人类与生俱来的生理功能。在深睡眠时，人体的生长激素分泌最为旺盛，睡眠好的婴幼儿生长发育一般都很好，且不会莫名其妙地哭闹，睡眠不好的婴幼儿通常容易生病、胃口也比较差，因此我们建议 14 岁以下的儿童及青少年在晚上 9 点钟上床睡觉，正常成年人在晚上 11 点前上床睡觉。

系统健康靠节律：日出而作、日落而息，这种有秩序的传统作息习惯，却被电灯和网络所改变。在人与自然和谐相处的生物进化过程中，生物钟逐渐定型并形成了相对固定的昼夜生物节律。与睡眠 - 觉醒节律相对应的是身体各系统器官的昼夜节律。

好睡眠是天然的人体免疫屏障

深睡眠时的基础代谢水平低，有助于储存能量应对醒来时的各种活动，就好比战斗休整期可以补充粮草。睡眠期也是清除人体新陈代谢产物的重要阶段，就好比军队清扫战场，从而保持整体战斗力。如果睡眠不足或被剥夺，则容易导致免疫系统功能低下，容易罹患疾病或感染，比如病毒和细菌感染以及癌症等疾病。

如果说患癌是人生一大不幸，那么好睡眠就是抗癌的"护身符"和"降魔剑"。现已证实，调控睡眠行为可提高老年肠癌患者的术后睡眠效率，改善患者心情状态，进而促进患者术后免疫调节功能改善向好。研究还发现，果蝇的 nemuri 基因对睡眠有双重调节作用：正常条件下会调节睡眠稳态、感染后可能增加睡眠。一旦机体感染或睡眠不足时就会出现 nemuri 基因的过度表达，令机体进入睡眠状态且睡眠时间相对延长，产生的抗菌肽（具有抗菌活性的蛋白质）具有抗菌特性，有助于先天免疫并提高果蝇在感染中的存活能力，这项科学研究解释了为什么充足的睡眠可以改善机体免疫力和自主修复能力。

睡好才能心情好、身体棒

有人说，前半夜睡得好则身体好，后半夜睡得好则心情好。如果长期加班熬夜到凌晨才睡，人就很容易生病，甚至小病变大病。睡眠问题容易伴发和共发抑郁症、焦虑症等精神疾病，与高血压、高血糖、高血脂、肥胖和心脑血管疾病也密切相关。睡眠不好容易出现精神心理和躯体疾病，主观幸福感也会受到影响。

多导睡眠图技术是人类认识睡眠的重要工具之一，它通过脑电波、心率、呼吸监测来辨别睡眠深度和健康状态，让我们能够更加深刻地认识睡眠。

智能手环监测睡眠管用吗

伴随现代网络通信和智能科技的快速发展，低负荷或无负荷式智能可穿戴式睡眠监测设备已成为我们日常的可及式健康管理工具，它分为专业医疗级和公众消费级，其中最常见的就是智能手环。

与多导睡眠图监测需要在全身贴上许多电极来获取生理数据进行诊断的方法不同，智能手环的最大优点在于没有电极对正常睡眠形成干扰，而且可及性强、经济性好，能长时间居家持续监测。

由于算法不断优化和与用户行为的密切关联，智能可穿戴式睡眠监测设备已经具备获取可信数据的高灵敏度，其精度和准确度已能满足基本的预防保健需求，因此具有显著的科学研究和实际应用潜力，它有助于量化自我、认识自我，对于健康睡眠管理是有帮助的，但通常不能替代医疗设备作为临床诊断工具来使用。

什么样的睡眠才是好睡眠

睡眠时间要达标：小学生每天睡眠 10 小时，初中生每天睡眠 9 小时，高中生每天睡眠 8 小时，成人每天睡眠 7~8 小时。睡眠时间通常会因人因时而异，正常成年人每晚睡 4~12 小时均属正常。

睡眠质量要高效：与睡眠时间相比，睡眠质量更为重要，决定睡眠质量的好坏在于睡眠的深度而非长度，每晚足够的深睡眠就是好睡眠。有些人过度纠结于每晚要睡够多长时间，其实大可不必这样，因为评价睡眠质量的好坏主要依据次日的清醒状态，如果早晨醒来精力充沛、心情愉快，工作效率高，白天不犯困、打盹、频繁打哈欠，记忆力没有减退，社交和运动状态良好，就证明睡眠质量是很好的。

还有，如果能在 10~20 分钟入睡，最长不超过 30 分钟就能睡着，即使睡眠中偶尔因为起夜等原因醒来，但很快会再次入睡，睡眠中也不会被噩梦惊醒，即使做梦自己也不会感觉很疲劳，那么您的睡眠质量也是过关的。

睡不着、睡不醒、睡不够、睡不实、睡不好，是生活中常见的睡眠难题。

创造个性化的睡眠环境，提升睡眠质量

睡眠除了受生理、心理、生物节律等人体自身因素影响外，其质量还会受到环境和气候等条件的直接影响。良好的室内外环境和睡眠小微环境可大大提高人体睡眠时的舒适感和醒后满意度，增加机体的耐受性和依从性，进而能有效提高睡眠质量。长期以来人们从生理学、病理学、心理学等方面对睡眠进行了探索与研究，但要保证高质量的睡眠，还需要进一步研究睡眠环境，尤其是寝具等外在可变的物质条件支持，往往越简单的方法和手段越有效。

影响睡眠的因素有很多，包括眼、耳、口、鼻、身、意等感受形成的环境和心境，其中与我们睡眠直接相关的人体外在物理环境，可分为大环境（卧室）、小环境（床品与睡衣）和微环境（被窝温度和湿度）。

大环境：提高睡眠质量必须关注睡眠环境，但凡眼睛看见的、耳朵听见的、嘴巴吃到的、鼻子闻到的、身体能感受到的都可以归为睡眠环境，它包括但不限于声音、色彩、室内温度、湿度、气味、通风、光线、空气质量和空间、气压等因素，不同人有不同的偏好和接受度，但它们却与睡眠健康关系密切。例如卧室临街或门窗密闭性能差、睡眠环境嘈杂会影响入睡时间和睡眠质量。光线会影响人体在睡眠时褪黑素的分泌，所以我们通常建议关灯睡觉。

小环境：深睡眠时的体温下降和不自主出汗，是正常的睡眠生理特征，而深睡眠是评价睡眠质量的重要客观指标，因此睡眠小环境就包括相关床品与睡衣。应该根据季节和室内温度的变化，依据不同人群的基础代谢率，科学选择相应的床品。建议以身高、体重、体形、体态和睡眠习惯等信息来衡量和选择合适的床垫和枕芯。被子的保暖性能与填充物的成分、厚度、蓬松度、含气率等因素有关，应尽可能选择轻柔的、保温的、透气性能良好的被子，不给身体增加额外负担，因怕冷而盖上厚重的被子会导致身体血液微循环不良，存在诱发脑循环障碍和心脏疾病的危险。另外，吸湿排汗和保暖性能好的亲肤面料睡衣也有助于维持身体适宜的温度和湿度。

微环境：寝具等与睡眠时人体密切接触的物品是构成睡眠微环境的主要元素，特指人与被褥、床垫、枕芯等所形成的近体床被气候，可通俗理解为被窝温度和湿度（人体热舒适性最基本的条件是维持自身热平衡）。一般而言，人体在睡眠时的被窝局部温度为 32~34℃、相对湿度为 50%、气流速度为 25cm/s 的近体睡眠微环境最为标准，令人感到很舒适，能有效延长深度睡眠时间。睡眠微环境的温度过高会导致身体流汗过多，造成水分流失并容易滋生螨虫；温度过低则会引起机体的自我保护，这些都会干扰正常睡眠、降低睡眠质量。因此，睡眠最佳的室内温度为 20~22℃、被窝温度为 32~34℃。不仅如此，打造合适的睡眠心理微环境也非常重要。

如何挑选一张好床垫

人体在夜间睡眠时，通常会有不自觉的翻身动作，翻身过多会影响睡眠质量。在床垫的选择上，软硬度要适中，弹性要适度，褥垫不要太软或太硬，客观上要符合人体健康功效学的临床评价检测标准。现在很多床垫选用 3~10cm 的天然乳胶作为舒适层，这样就可以承托并保持人体脊柱正常的 S 形生理弯曲，使肌肉不易疲劳，但不同的性别、年龄及其体位、睡姿存在明显差异，需要结合自身情况进行选择。过硬的床垫会增加肌肉张力，使人腰酸背痛而不得不经常翻身，导致浅睡时间增多；过软的床垫则会造成脊柱周围韧带和关节负荷增加，肌肉被动紧张，久而久之也会引起腰酸背痛。我们建议通过必要的亲身体验来选择一张适合自己的床垫。

如何挑选一个好枕头

枕头是我们最亲密的睡眠伙伴，但是这个亲密伙伴一旦选择不当，就会影响我们的健康，临床上有很多落枕和颈椎病患者就是因为睡了太高或太低、太硬或太软的枕头。要想拥有好的睡眠，最好也检查一下你的枕头是否合适。

高枕容易引起颈椎病："高枕无忧"但却无益于颈椎健康，因为我们的脊柱最怕"剪刀切"。好的枕头一定会精准承托颈椎，枕头太高会改变颈椎正常的生理弯曲，使得肌肉疲劳性损伤及韧带牵拉劳损，产生痉挛、炎症并出现颈肩酸痛、手指麻木、头晕眼花等症状。

低枕使供血不均衡：高枕不好，那么低枕或干脆不用枕头就好吗？有的颈椎病患者认为不用枕头有利于康复，其实这种想法是不科学的，枕头过低或不用枕头同样不利于健康。人仰卧时如不垫枕头，会使头过分后仰，容易导致张口呼吸，进而引发口干、舌燥、咽喉疼痛和打呼噜等症状。如果侧卧不垫枕头，一边的颈部肌肉会由于过分伸拉、疲劳而导致痉挛疼痛。枕头过低还会因为供血不均衡，造成鼻黏膜充血肿胀而影响呼吸。

那么，枕头究竟多高才合适？我国古代医书里曾指出："高下尺寸，令侧卧恰与肩平，即仰卧亦觉安舒。"也就是说，枕头的高度，以仰卧时头与躯干保持水平为宜，即仰卧时枕高一拳，侧卧时枕高一拳半。成人枕高一般以 10~15cm 较为合适，具体尺寸还要因人而异。

如何获得一夜健康好睡眠

千金难买好睡眠，睡眠是我们与生俱来的能力，正如免疫力一样。每晚享受健康舒适的睡眠，已是现代都市人的生活奢侈品。很多人往往"就睡眠说睡眠"，其实应该是"跳出睡眠看睡眠"：若睡前喝一杯浓茶或浓咖啡，请问这晚你还能睡得好吗？你若白天不运动、不晒太阳，请问长此以往你会睡得好吗？太多因素会影响睡眠，唯有建立健康的生活方式才是保障好睡眠的关键。

失眠人的内心，一半住着天使，一半住着魔鬼，每个睡不好觉的人都有自己的故事。如果睡前有很多思绪导致无法入睡时，可尝试用"一支笔、一张纸"的方法，记下那些总是在头脑里挥之不去的想法，把难事放到睡醒再说，提示自己"太阳每天都是新的"。

晚上一颗"定心丸"：睡前准备数样随手可得的物件，写下能令自己感到安全和放松的心愿清单；只有消除内心所有的不确定，才能舒舒服服地睡个安稳觉。

早上一粒"逍遥丸"：想是问题、做是答案。要把焦虑或纠结困惑的问题逐字记录并逐条剖析，要着眼于问题解决和具体行动。我们不要总习惯于分析和解决"别人"的问题、严格监督"别人"的行动，而是应该多审视自己，用实际行动解决自己面对的问题。

正确区分失眠和失眠症，不要恐慌于一过性失眠

偶尔失眠不等于失眠症，要建立正确的睡眠认知。凡是因疼痛、瘙痒和喜怒忧思悲恐惊"七情"等导致的一过性失眠现象，首先不必过于担忧、必要时对症处理，通过自主学习一些方法和技巧就可以改善睡眠质量。

要睡觉不要"碎觉"，今生拒绝当"屏奴"

电子屏幕的蓝光会影响人体的睡眠结构，直接导致睡眠质量下降，睡前接受过多的信息也会干扰睡眠，手机还因此获得了"碎觉奖"。

睡前使用手机会对睡眠产生多方面的不良影响，包括手机屏幕的光线、各种网络信息、游戏和视频等的刺激。很多人会找出各种晚上必须看手机的理由，包括工作、学习等，或是和自己说就看几分钟，结果发现几个小时的时间转眼就过去了，心中充满内疚和对自己的不满意。

假设今天没网、没屏、又没电，你还会一如既往地淡定吗？手机砸脸，已成为21世纪人们在睡眠中独特的风景。

自然醒是心身健康的外在表达。很多人认为睡眠是生理需求，根本不需要什么科学方法，"困了自然就会睡，睡不着是因为不够困"。想要调整时却常常发现看手机、看电视时一个劲儿打呵欠，上床关灯准备睡觉时却两眼放光、睡意全无。如何才能将睡眠状态尽快调节至正常呢？

回归惯常的作息时间：尽可能早睡早起，建议固定每日起床时间，无论你睡得有多晚，务必形成专属于自己的生物钟。

保证白天有足够的光照：调节昼夜生物节律的关键要素是光线，只有白天光线足够亮、晚上光线足够暗、睡时环境足够黑，才能确保褪黑素正常分泌，进而保障睡眠深度。

忙闲有度的轻松社交：白天想尽办法忙起来、晚上竭尽所能闲下来。越是临近睡眠，越不主张做剧烈运动，否则很容易因为兴奋而难以入睡。

网上有人调侃"眼睛一闭一睁是一天，眼睛一闭不睁是一生"，所以睡眠是拿着通往天堂的钥匙，偶尔也会打开地狱的门。请记住：会睡觉的人，运气都不会很差。

保护好睡眠"信用卡"的诚信，不拖欠睡眠债

睡眠如同心身健康银行，始终需要维持动态平衡。如同这世界上没有只取不存的银行，同样不存在只有清醒而没有睡眠的人生。我们要及时偿还偶尔透支的睡眠"信用额度"，尽可能不再欠新债。如果有时确实不得已而透支睡眠，就应该尽可能及时偿还，否则你的健康银行终究会破产。

巧用睡眠日记，进行睡眠效率管理

睡眠日记是国际公认的健康睡眠管理工具和干预措施，可采用多种方式来记录睡眠日记，如随手记录、填写表格、小程序自动记录等，每个人喜欢的方式和风格不同，不存在唯一的或是最好的，选择自己可以接受的方式才能坚持下去。记录的睡眠日记可以与医生沟通，看看怎样调整才能获得问题改善。总之，无论什么样的记录形式，睡眠日记都是很好的健康管理工具，纠缠于形式反而会让睡眠日记变成心灵枷锁。个体的睡眠和情绪状况、对睡眠知识的了解等都在时时变化，睡眠日记因此要保持足够的弹性和灵活性，需要注意的是不可睡前来记录。

长期熬夜伤心又伤身

因为职业的特殊性，一部分人，如医护人员、警察和商旅人士等，他们需要倒班和倒时差。长期无规律的夜间倒班、"996"甚至"007"的加班制度，会使人体处于一种慢性睡眠剥夺和睡眠-觉醒节律紊乱状态，进而产生机体新陈代谢紊乱等一系列不良后果，导致各种差错和事故增多、工作和学习效率降低，人过早、过快地衰老。

美好的青春岁月和睡眠时光，从来不是被用来挥霍的，在我们力所能及的范围内，还是应该保证正常的作息规律和睡眠。

有效提高睡眠质量的生活小妙招

睡前泡脚或热水浴：人的双脚密布神经末梢和毛细血管，也存在着与各脏腑器官相对应的反射区。用热水泡脚能刺激这些反射区，促进人体血液循环，特别是微循环，起到调节内分泌系统、改善器官功能的作用，从而达到防病治病、增进睡眠质量的保健效果。

睡前一杯牛奶或酸奶：牛奶中的色氨酸是人体8种必需氨基酸之一，人体通常不能自行合成。色氨酸在体内参与合成血清素，能够使人感到安宁、放松、促进情绪稳定，增强注意力和记忆力。色氨酸和血清素均能促进褪黑激素的合成，因此睡前喝一杯牛奶或酸奶能有效提高睡眠质量。

腹部针灸、按摩：腹部是脾胃脏腑之所在，脾胃为气机升降的枢纽，《黄帝内经》说"出入废则神机化灭，升降息则气立孤危""胃不和则卧不安"。现代医学研究已证实肠-脑轴的存在，认为腹部是人的第二大脑，并提出"腹脑理论"。经常采用艾灸、腹部按摩等方法，能有效促进气血流通、提升睡眠质量，从而改善免疫力。

正念冥想深呼吸：放松方法包括渐进式肌肉放松法、呼吸放松法、冥想、安全岛、蝴蝶拍等，多集中于想象、呼吸和肌肉等类别，可以尝试找到最适合自己的心理减压和心理调适方法，固定下来不断练习、强化，可以让个体更容易进入睡眠状态。难以入睡、醒后难再入睡、睡前焦虑或烦躁不安的时候都可以积极尝试。

科学正确地投资睡眠健康，就是投资我们的幸福和未来；拥有健康好睡眠，人生必会更精彩。

眠食养生

清代名臣曾国藩说："养生无他，眠食二要"，这句话看似简单、粗浅，却深得自然之妙，是中医"天人合一"理论的具体体现。不论是传统的中医，还是现代医学，它们都认为睡眠和饮食在养生保健中的作用同样重要，能够及时补充人体所需的能量，是人类心身健康的晴雨表、温度计。

众所周知，饿了就要吃、困了就要睡，一切要顺其自然。吃和睡是人类与生俱来的最基本的生理需求，无论男女老少、贫富贵贱；吃得过少、过饱和睡得过短、过长，都会影响身体健康，如何吃得好、睡得好，是关乎养生保健的大学问。

总之，好的睡眠和饮食，能够帮助人体固本培元、祛邪辟毒，这既是中医"治未病"的智慧，也是现代医学"预防胜于治疗"的保健精髓。

科学认识中医药

　　中医药学是中国古代科学的瑰宝，也是打开中华文明宝库的钥匙。中医药学是一门蕴含了健康科学和生活智慧的艺术。自我们记事起，它就以各种俗语、谚语、生活妙招等方式融入我们的血液里。

　　固本培元、扶正祛邪、治未病以及体质学等，都是中医药学的重要理论，与现代医学改善免疫力的理论方法如出一辙。

　　道法自然、天人合一。阴阳平衡贵为健康之道，免疫力也必然如此。

中医药与免疫力

中医里的"免疫力"

在中医学及其养生文化里，改善免疫力几乎贯穿始终，以患者的自身强大为目标的中医学，主要着力于自身抗病能力的提高。面对一些突发的公共卫生事件，强调身心一体化的中医学能给你带来实操性较强又容易理解的许多方法和路径。

"免疫力"是现代医学的名词，这种能力在人类诞生时就存在，它关系到我们是否能在不断变化着的环境中健康地活着，中医学并不会这样称呼它，它的"中医名"叫什么？应该叫"正气"。《黄帝内经》说道："正气存内，邪不可干""邪之所凑，其气必虚"，这里所说的"邪气"就是各种妨害健康的致病因素，这里所说的"正气"，就是指人体的生理活动能力、环境适应能力、抵抗疾病的能力以及患病后的自我修复和康复能力。大家看看，这个"正气"是不是和"免疫力"的含义一样？在《黄帝内经》里，"正气"也叫"真气"。

正气充足、阴平阳秘的状态是最健康的状态。当正气亏虚，或相对外邪来说更加虚弱时，抗病能力就会下降，邪气便会乘虚而入。因此，保养、保护正气、真气，就是改善免疫力的关键所在。

中医和西医很不同

中医和西医是两个系统，在认识疾病和治疗上有很大不同，我们不要去做比较，就像是一座山，由于我们所处的位置不一样，看到的风景自然就不一样。

疾病是我们共同的敌人，中医在整体观念的指导下，主要针对得病的人。这一点如果不清楚的话会闹出很多笑话，比如关于新型冠状病毒肺炎，中医不知道引起这种传染病的病毒是什么，但是中医清楚它能给人体造成什么样的病证变化，我们可以根据这个进行准确地施治，不治邪毒而邪毒自退。

不看广告看疗效

中医学源远流长，历经千年不倒，究竟是什么力量让它如此坚强？其中最重要的就是它能让人在身心方面获得极大的帮助，它能真正地为老百姓解决身心的病痛。有句话叫"不看广告看疗效"，正是对它最好的诠释。很多人说"中医药的生命力在于临床，真是太好了"，其实这只是说对了一半，还有更重要的一半——全世界独一无二的养生理论。什么是养生理论？顾名思义，就是用来养护生命，让人们活得更健康、更长久，探讨如何让人类少得病，得了病之后如何更快恢复的理论。所以，一定要深入发掘中医药宝库中的精华，充分发挥中医药的独特优势。

双黄连口服液并不是万能的

很多人听说双黄连口服液可以抑制新型冠状病毒便去抢购，甚至一度导致双黄连口服液卖断货，如果人们了解中医和西医的不同，那么这个事就不会发生，大家必须要知道：中药和中成药一定要在中医理论指导下应用。

双黄连口服液由金银花、黄芩、连翘组成，具有疏风解表、清热解毒的功效。这个中成药是凉性药，它针对的是热证，如果这个患者有发热、咳嗽、咽痛、脉数等肺中有热的症状，则可以使用；如果患者有怕冷、身痛、流鼻涕、头痛、乏力、恶心等症状且属于寒证，吃完双黄连反而可能会加重病情！

学会中医养生，改善免疫力

中医所说的保养、保护正气或真气就是改善免疫力的原则和方法，可谓多种多样，有药膳、艾灸、推拿、导引等各种行之有效的方法。养生的第一要义是养心，修心养性、调控情绪和适应自然、顺应规律方能提升正气，改善免疫力。

情志与免疫力

健康情绪是最好的免疫力

《黄帝内经素问·上古天真论》中说："恬淡虚无，真气从之，精神内守，病安从来？"这句话被历代人们当作修心养性、保养正气、预防疾病的至理名言。从，顺从，听从的意思，内心波澜起伏，人体状态也会随之起伏，变得不稳定。保持愉悦、恬静、安闲、淡定的心境，正气便会与人体相协调，不易受外界干扰。因此，修心养性、调控情绪就可以改善自身的免疫力，使人体健康、不生病。

情绪对健康究竟会有什么影响？为了保护正气，提高免疫力，我们又应当如何调控和管理情绪呢？

人有情绪是本能，人类的很多行为，都是靠情绪来驱动的，不管是好情绪还是坏情绪，都是人类繁衍到今天的必需品。较坏的情绪消耗人的能量，使人的能量级别降低，耗损人体的正气，降低人体的免疫力；美好的情绪使人的能量级别提高，强壮人的正气，改善人的免疫力，让人身心健康，少得病甚至不得病。

要不要抛弃"坏情绪"

如果坏情绪这么"讨厌"的话，我们抛弃它就好了。中医讲的五脏主五志，有怒、喜、思、悲、恐，其中只有喜看上去是好情绪，"笑一笑，十年少"，喜一定有利于健康，真的是这样吗？

高兴得要死：喜悦是一种对健康有益的情绪，因为这种情绪使人的身心放松，气血循环畅达，这就是气缓的意思，缓就是松。但是这种情绪一且过度，对健康也会带来负面影响，就如一些媒体曾经报道的，一些老人会因为在打麻将时胡了一把好牌，过度喜悦而诱发心肌梗死，当有心脏病的人遇到惊喜、狂喜、暴喜，也是不能承受的。嘻笑不休，不能自控情绪的人，中医认为这属于心气实；一直高兴不起来，抑郁苦闷的人，中医认为这和心阳气不足有关。

怒发冲冠：人在愤怒的时候，血液就会向头面部和上肢涌去，表现出面红耳赤、血压升高，甚至情绪失控，上肢可以暴发出比平时多几倍的力量准备和对方搏斗，这就是怒则气上。

有位女士，特别爱生气，逐渐出现小肚子胀痛，两胁痛，肝区痛，乳房胀痛，眼睛胀疼，还有严重的头痛，诊断为乳腺增生、甲状腺结节、子宫肌瘤等病。经常生气会使气机郁结，导致整条肝经的气血郁滞，所以在肝经的循行部位上出现了胀痛或者阻滞的现象。像女性的月经紊乱、黄褐斑、脱发、失眠往往和情绪有关。

肝脏功能异常，人也容易出现愤怒等情绪变化。如果一个人的脾气"点火就着"，甚至没有人"点"还会"自燃"，根本不值得发怒的事情也发怒，这往往是肝火太旺的表现。当然，如果一个人不管遇到什么事情，一点都不会生气，这也不正常，这可能和肝气、肝血太虚有关。

想得太多：思考问题是正常人普遍存在的心理活动，不会对健康造成损害。中医所说的脾，指的是消化系统吸收营养和水液的功能。如果思虑过度，或者所思不遂，就导致了气机的郁结，尤其是脾气的郁结。脾胃不能正常吸收营养，营养缺乏会使人精力不足、形体消瘦；水液不能输布，就变成湿邪，影响身体。有的慢性结肠炎患者，情绪波动后就会复发，便秘症状和心理因素也有关。

悲伤肺：正常的悲伤可以排解郁结的气，但是悲伤过度很容易消耗人体的正气，尤其是消耗肺气进而影响肺的正常生理功能。有时候在痛哭流涕之后，膈肌会出现不自主的抽搐，就是我们说的哽咽，这种生理现象可以促进气机的流畅。过度的悲伤会使人出现气短、胸闷等呼吸困难的症状。

恐则气下：恐惧的情绪，使人体的气下行、下陷。人在极度恐惧时，血液会向腰部和下肢灌注，是为了遇到危险时，通过增强下肢的力量来迅速逃跑，躲避危险，以保存性命。由于血液灌注到下肢，导致上部缺血，以至面色苍白，这就是人们常所说的"吓得脸都白了"。这种气的下注、下陷，使肾司二便的生理功能紊乱，可能出现大小便失禁的情况。

当然，那些肾气虚的人，也常常会出现胆小害怕、恐惧不安的情绪，因此说肾在志为恐。

正向情绪与负向情绪

不难看出，正常的情绪波动是人体自我调整的方式，任何情绪过度都会造成脏腑功能损伤，反之，过度地压抑情绪也会带来健康的隐患。因此，好的情绪应该不只是狭隘的喜。能使身体产生最佳反应的情绪，使人产生很美好、很舒服、很轻松的感觉，称作正向情绪。凡是能引起身体各个部位产生过度性刺激的情绪，使人产生很不舒服、很不愉快的感觉，称作负向情绪。

如果我们患上了心身性疾病，该怎么办呢？首先，请不要自我否定，适当地"傻吃闷睡"，不想太多。其次，我们要脱离自己的致病环境，重新"活"一回。

修心养性是长寿秘方

调控、管理情绪，修心养性，对保护正气，对改善免疫力非常重要。其实不仅是中医，中国传统文化中的多个学派都强调修心养性的重要性。道家、儒家、佛家都强调调控情绪是身心健康、社会和谐、人生幸福的关键。

如果不学会控制情绪，尤其是控制负性情绪，往往会造成正气受损，免疫力下降，提高控制管理情绪的最好方法就是提高自己的道德修养，也就是修德、修心、修性。

内心的修养

多感恩，少怨恨：有了感恩之心，心境就会平静。有了感恩之心，心情就会愉悦。认知变，情绪跟着变；情绪变，精力、体力和身心健康跟着变；健康变，运气和人生跟着变。在顺境中心怀感恩，在逆境中依旧心存喜乐。

多宽容，少计较：遇到难以解决之事，如果懂得自我反思，用积极的方式排解，通过提高自己的能力水平来获取更多的收益，那么就不会再痛苦。有多少计较就有多少痛苦，有多少宽容就有多少快乐。

从公理，少私欲：人存有私欲是一种本能，会从自身利益和需求角度考虑问题，坚持自己的立场，这并不可耻。但从自身角度出发的思维模式，常常会觉得别人不理解自己，不尊重自己的意见和利益。从自身利益出发的行为模式，常常会为了自己的利益而损害他人的利益，别人会避之唯恐不及，自己的路就会越走越窄。

很多矛盾都是因为不理解产生的，遇事从公理思考和处理，少从私欲思考和处理，情绪就会稳定。

要淡泊，不贪心：对钱财名利可追求，但不贪婪。纪晓岚的老师陈伯崖有副名联，"事能知足心常泰，人到无求品自高"。该得，得得坦然；该舍，舍得心安。

生活中的四个状态

四个状态就是非常专注的状态、非常愉悦的状态、非常轻松的状态、非常智慧的状态。当我们处于这四种意识情绪状态时，能量级别就高。你觉得快乐就快乐，你觉得不快乐就不快乐，没有人能干扰你的情绪，完全看自己的心态。

经常做到"四个快乐"

人要会"玩"，有趣的生活让人心情快乐。助人为乐、知足常乐、自得其乐、没乐找乐。从帮助他人中寻找幸福感，从知足中寻找满足感，从乐趣中寻找愉悦感，时刻寻找生活中的快乐，你就能获得高能量，保护好自己的正气，改善自己的免疫力，健康长寿。

外来的能量

多读书，增智慧：阅读书籍既是一种增长智慧的方法，也是治疗方法。阅读过程中会产生思想共鸣，引发美的感受。可以获取信息，促进思考，放松心情。受到鼓舞和激励可以改变生活态度，拓宽思维，增进自信。

小说类书籍的阅读效果是娱乐、放松、减轻失眠。传记和历史类书籍，可以促进思考，促进大脑敏捷度。文艺和诗歌等书籍可以改善抑郁情绪。当我们的意识和情绪能够达到淡定、主动、宽容等高能量级别时，你的免疫力就会得到改善，健康、成功和幸福就会到来。

常晒太阳，多运动：合理的运动疗法是可以代替某些药物治疗的，并具有持久性。很多人现在并不缺乏运动，但都在健身房里，阳气随汗而出，运动后毛孔张开，空调的冷气和偏凉的运动饮料很容易让寒气入侵身体。要在阳光下轻运动、勤运动，动则生阳，阳光可以促进人体分泌产生欣快感的脑神经递质。感受太阳带给我们的温暖能量，阳气充足，免疫力自然就改善了。运动爱好可以很广泛，注意适度。

学会关注自己

观吸法：这是一种放松训练，通过关注呼吸，可以获得放松、保存体力、减少伤痛。

方法：感受起起落落的呼吸节奏，感受气息从鼻腔到呼吸道，再到胸腔、腹腔的路径，不去控制呼吸的节奏，让它们自由地来去，通过这个方法加强对自己的认识，减少对自己的控制，增加对自己的接纳，起到放松的效果。

亦止法：改变自己的习性心理状态，安住当下，顺其自然，才能让情绪得到释放。亦止法即"亦是如此"。

方法：脑中无论出现什么的想法或者做什么样的行动，都用语言讲出来，并告诉自己亦是如此，不做任何评判。比如：我很生气，工作都是我在做却得不到认可，亦是如此。我非常烦躁，坐立不安，亦是如此。我懒得动，什么也不想干，亦是如此。

药食同源话养生

药食同源是中医药长期形成的鲜明特色之一。中医的食养，主要强调饮食均衡、全面膳食：五谷为养、五果为助、五畜为益、五菜为充，气味合而服之，以补益精气。中医食疗也讲究"因人而异、对证施养"，要首先辨识其体质、状态和发病情况，根据食物的四气五味属性，进而因人而异制订个性化的饮食调理方案。食物摄入体内后，酸味先入肝、辛味先入肺、苦味先入心、咸味先入肾、甘味先入脾，如此维持五脏之间的平衡，过食某味则会出现某脏功能比较旺盛，从而打破了这个平衡，导致人体发生相应的疾病。

饮食的摄入、消化、吸收主要是由脾胃负责的，但与西医所讲的解剖学中的脾胃是不一样的，中医所讲的脾胃囊括了西医的消化系统，既有解剖的内涵也有功能的概述。

如果脾胃出了问题，很多疾病都会随之而来。比如大家经常谈到的"湿"，新型冠状病毒肺炎患者表现出的一个明显问题就是痰湿过重。所以，我们可以通过健康饮食，增强脾胃功能，减少痰湿在体内的堆积，不给邪毒营造生存的土壤。

饮食有洁

也就是说我们吃的食材要干净，性质平和无毒，吃了以后不能给人体带来危害。比如海鲜，其性多寒凉，过食容易损伤脾胃，容易产生湿邪。所以，海鲜虽美味，并不是适合每个人吃！

有人可能就会问了：沿海地区的人们经常吃海鲜，他们不是也没有多大问题吗？这就涉及一个地域的问题，一方水土养育一方人，长期居住在沿海地区的人们，他们以海为生，身体对海鲜已经产生了适应性，并且他们食用的方法也有讲究，比如吃海鲜的时候喝点黄酒、放点醋或者放点姜丝。这是为什么呢？其实主要就是为了把海鲜的寒性去除，使其变得平和，利于健康。不在沿海居住的人们就不太适合多吃了，虽然美味，只能浅尝辄止。

这个"洁"字想必大家已经知道了，不仅是我们在食用的时候要把食材洗干净，食材本身还得适应我们的人体，有利于我们的吸收，不会给我们带来危害。

我们要学会怎么吃，就要了解食材和人体的寒、热、温、凉。如果吃反了，就会损伤人体的脾胃功能，降低人体免疫力。正确吃的方式是以当地产的主食为主，加适量的应季节的蔬菜，可以吃少量应季的水果，再加少量的肉。

饮食有节

忍饥挨饿伤自己，吃得太多伤脾胃：脾胃虽然是运化水谷饮食的器官，但同样它需要水谷精微的滋养，饿着脾胃，脾胃动力减小，人体化生气血功能减弱，自然免疫力下降，容易招致邪毒入体。

不加节制地过度饮食同样会给脾胃造成损伤，好比一头牛拉货物，本来它能运250kg（500斤）的货物，结果给装了500kg（1 000斤），大家觉得会有什么事情发生？要么拉不动，要么把牛累坏了。脾胃就相当于这头牛，我们摄入过多的饮食，超过了脾胃的负担，不仅不能为身体提供化生气血的营养，反而会化生出多余的废物堆积在体内，这就是中医所说的痰湿。如上所述，痰湿也是一些邪毒喜爱的温床。因此，我们饮食要节制，最佳的量是控制在七八分饱即可。

吃饭要慢，胃病不犯：性格急躁，饮食喜欢狼吞虎咽，虽然是胃口好的表现，但是时间久了也会给脾胃造成损伤，很多长期有胃病的患者应该深有体会。笔者曾经拿自己做实验，看看狼吞虎咽式饮食能造成什么样的情况，结果不到两周，胃脘部隐隐作痛，腹胀，经常打嗝，回归到细嚼慢咽的饮食方式后，胃脘部的诸多不适就消失了。所以，治病防病应该找到原因，如果只吃药，只能缓解一时，如果不改变错误的饮食习惯，不放慢速度进食，胃病还会犯，那就成了一个药罐子了。看来"细嚼慢咽"的老话很有道理。

传统完美饮食方案：饮食均衡，不偏食、不挑食。人体是一个复杂的有机系统，各个系统所需要的营养成分不尽相同，不同的食物提供的营养成分也不一样，所以做到膳食均衡对于维持身体健康非常重要。

早在《黄帝内经》就提出"五谷为养、五畜为益、五果为助、五菜为充"，这是合理的饮食结构。总而言之就是以当地的主食为主，适当吃点肉、水果、蔬菜，饮食不可偏嗜，这样对于人体营养的供应足矣。

多吃甜食胃反酸：甜食摄入过多，会影响脾胃运化，助长痰湿。很多有胃病的患者，时常"吐"酸水，服药甚至都不能抑制住胃酸，一定要检查自己是否食用甜食过多。过食甜品还会造成一个问题，就是脱发，有些人脱发表现为头易出油、头皮痒，甚至颜面部也有很多油，这也是湿气重的表现。此时如果不知道甜食能增加病情，反而肆无忌惮地食用，只能成"光明顶"，那真是无可救药了。

寒温适宜

在日常生活中要注意入口食物的冷热，过冷和过热都对人体健康无益，一代药王孙思邈在《千金翼方·养性》中明确提出："热食伤骨，冷食伤肺，热无灼唇，冷无冰齿"。

过凉过热伤胃引发重疾：寒凉饮食摄入过多容易伤了脾胃的阳气，对肺也会造成损伤，所谓"形寒饮冷则伤肺"；而过热饮食摄入过多又容易损伤脾胃的阴气，脾胃损伤，气血化生障碍，人体防御功能下降。

肺热患者忌大酒：同样，常吃过热食物，常喝热酒，一方面能产生热毒，另一方面又能耗伤津液。比如在肺部疾病中，有一部分人有肺热的表现，甚至是气阴两亏，此时如果过食热物，无异于火上浇油，会给治疗带来极大的困难。

药膳养生

在错误的饮食及起居习惯得到纠正的前提下，我们为大家量身打造几款药膳，用来增强人体的正气。

食物与药物一样，都要分寒、热、温、凉，同时要分清楚酸、苦、甘、辛、咸。肝喜欢酸味，脾喜欢甜味，心喜欢苦味，肺喜欢辛味，肾喜欢咸味。但喜欢并不代表要多吃，多吃就会出问题。

第一种类型：这一类型的人体型多偏于肥胖，大腹便便，头面部还容易出油，有的人甚至脱发，身体感觉像裹着东西一样，比较沉重，容易困倦，睡觉容易打呼噜，早晨起来可能还会恶心，排便的时候不太通畅，排出来的便便容易粘到马桶上，晨起一看舌头都是白的，而且舌苔还有点厚，中医叫舌苔腻。

下面这款名为轻身美颜粥的药膳就很适合这一类型的人。

具体组成：薏米 50g，赤小豆 100g，白萝卜 100g。

具体做法：第一步，将食材洗净备用；第二步，锅中加入适量水，水没过食材，以大火煮开，再转小火续煮约 30 分钟（注意，薏米不好煮，在煮之前最好提前泡一晚上），待赤小豆呈花糜状，加入少许冰糖煮化即可食用。

痰热咳嗽小妙方

薏米的功效很广泛，主要作用是清热利湿、益肺排脓、健脾胃、强筋骨、除风湿、利小便。既能够改善肺的局部炎症，也能化痰，促进痰湿的排出，根据现代的药理研究证实，薏米的有效成分还能有很好的抗肿瘤作用。

平常如果有人咳嗽，大量吐痰，痰的颜色是黄的，痰的质地是稠的，那么就可以用薏米100g、冬瓜子60g、桔梗10g一起煮来喝汤，一般一两天就能好起来，没有任何副作用，大家自己试试就知道了。

注意：假如吃了一段时间感觉效果太慢，可以来点中成药吃吃，对于这种类型的人比较适合的中成药是平胃丸、二陈丸，具体服用方法可参考药物说明书，建议加倍服用。

第二种类型：这一类型的人爱喝酒，好吃肉，而且胃口非常棒，总是感觉吃不饱，夏天把空调调到最低，冬天甚至就穿件单衣，特别怕热，身体出汗较多，说话嗓门偏高，脾气容易暴躁，嘴里总是黏黏的，甚至发苦，喝水也多，嘴总是干，最让人难忍的是嘴里还有异味，蹲在厕所可能半小时也排不出来大便，晨起一看舌头苔黄。

下面这款名为静心斋的药膳就很适合这一类型的人。

具体组成：淡竹叶6g，薏米100g，冬瓜100g。

具体做法：第一步，将食材洗净备用；第二步，锅中加入适量水，水没过食材，以大火煮开，再转小火续煮约30分钟（注意，薏米不好煮，在煮之前最好提前泡一晚上），加入少许冰糖煮化即可食用。

★ 竹叶茶适合你喝吗：淡竹叶是我们经常见到的东西，很多地方把它炒制成茶叶，叫竹叶茶。竹叶茶虽然经炒制，但并不适合每个人饮用。茶叶也有寒、热、温、凉之分，比如绿茶是凉性的，适合体热类型的人喝，红茶是温性的，适合体寒的人饮用。所以，我们平常在喝茶时一定要了解此茶是否适合自己饮用，喝错了是会出问题的。

★ 心火失眠喝竹叶：淡竹叶是寒性的，能去火，主要作用在心、肺、胃、膀胱，所以它能够清心除烦，还能够生津止渴，它的作用部位也有肺，能消痰止嗽，还能够解热。如果因为心火旺盛，小便的时候尿道会痛，舌尖红甚至有溃疡，心烦失眠，可以抓一把淡竹叶泡水饮用，效果是非常好的。

★ 冬瓜是个宝：冬瓜浑身都是宝，冬瓜皮可以利水，多用来除水湿，治疗水肿；冬瓜子能排脓祛痰，促进康复颇有益处；冬瓜肉还有很多营养成分，可有益于人体。

第三种类型：这一类型的人体力不太好，无精打采，容易倦怠，稍微活动过了或多了，就容易头晕、心慌、乏力，甚至出虚汗，平常也容易感冒，感冒了也不容易好，免疫力比较差，吃饭也不香，甚至不愿意吃饭，吃了饭稍微不注意就容易肚子胀，这就是中医所说的气虚。

下面这款名为"健力保"的药膳就很适合这个类型的人。

具体组成：人参 10g，莲子 50g，山药 50g，小米 100g。

具体做法：第一步，将食材洗净备用；第二步，锅中加入适量水，水没过食材，以大火煮开，再转小火续煮约 60 分钟，加入少许红糖煮化即可食用。

★ 独参汤救人命：人参这味药可以说是历史悠久，德高望重，它往往能挽狂澜，药用对了确实能让人起死回生。《神农本草经》记载这味药的功效："主补五脏，安精神，止惊悸，除邪气，明目，开心益智"。历代医家以及现代都对人参做了深入的研究，正如上述所说，它能够补五脏。五脏是一个有机联系的系统，功能旺盛，全身功能强健，精神能够稳定，人如果一旦没了精神，健康就堪忧了。

★ 野山参不好找：目前，野山参的数量极其有限，即使花很多的钱都可能买不到，现在我们用的人参大多都是人工养殖的，与野山参相比，它的药力会小很多。人参性微寒，经过加工，它的药性会发生改变，比如红参，这味药就偏温了。

★ 用不好，人参也是毒：现在很多人都讲究养生，想通过服用点药物进行保健，不过，养生之前，我们必须得了解自己的体质属于什么。虚则补之，不虚乱补的话会带来很大问题，甚至会酿成"惨祸"。中药的主要作用是纠偏，人参用不对也会成为毒药，砒霜用对了会成为救命之药。所以奉劝各位朋友，在没有了解自己体质之前，莫要盲补。

★ 莲子，千年的呼唤：莲子性质温和，但生命力却非常旺盛，千年古墓中的莲子尚能发芽，由此可见一斑。因此，笔者认为莲子能激发人体的生命力，而且能从深层次作用于人体的各个部位，莲子性偏凉，炒一下就变成偏温，虚损性的人服之有益。莲子的主要作用部位在心、脾、肾，主要功效：能滋补元气，能清心醒脾、养心安神，使人能够香甜入梦；善补脾和胃、祛湿，增强消化系统功能；能补肾固精止带，增强下焦功能。人体有一种气，叫"卫气"，也就是我们的防御系统，它的根本就在肾，这也给我们一个提示，平常我们一定要注意保藏自己的肾精，关键时候能抵抗得住病邪的侵袭。

★ 一方水土养育一方药：山药虽然没有莲子长得漂亮，但它的功能和莲子类似，像兄弟俩，两者经常在一块用。很多人知道山药最好的产地在河南省焦作市，被称为怀山药，这就是中医所说的道地药材。

这味药主要作用于中焦脾胃，也就是人体的消化系统，一些人由于脾胃弱，身体消瘦，头脑昏沉，在饮食上适当增加点山药，日积月累可以增长肌肉、耳目清明。

如果你不太方便做菜肴或食用一段时间感觉不太明显，那么，有同样的一款中成药适合你——补中益气丸，具体服用方法可参照说明书，也可以配合玉屏风颗粒，两者配合相得益彰，就像在你的身体外放一道坚固的玉质，可以不惧怕邪毒的侵袭。

第四种类型：这一类型的人身体比较消瘦，我们一般说是干瘦干瘦的，皮肤比较干燥，咽喉容易干燥，容易饥饿却不一定想吃饭，容易失眠，有时候手脚心会发热，大便容易干燥，严重的大便像羊屎球，不喜欢夏天，晨起舌头比较干燥，舌苔也有点少，甚至某个地方没有舌苔，舌的颜色有时候比较红。干瘦型属于阴偏虚。

下面这款名为"水蜜桃"的药膳就很适合这个类型的人。

具体组成：百合 30g，玉竹 15g，石斛 15g，麦冬 15g。

具体做法：第一步，将食材洗净备用；第二步，锅中加入适量水，水没过食材，以大火煮开，再转小火续煮约 30 分钟，加入少许冰糖煮化即可食用。

★ 百合之功：百年好合，是对新郎和新娘最美好的祝福，中药中的百合有什么功用呢？《神农本草经》中记载百合味甘平，现代我们认为这味药能养阴、清热除烦，安心神，还有一个很大的功能是补中益气、通利二便。这味药既擅长安内，又擅长攘外，对于阴虚的人而言是一味不可多得的"良臣猛将"。

★ 清润莫过于玉竹：玉竹，这个名字多好听，大家可以闭上眼睛想象一下：用玉做的竹子，是不是有一种清凉温润的感觉。这味药的功效确实是以清润为主，主要作用于肺经，能清肺金而润燥、滋肝木而清风。很多人有口干、咳嗽、无痰或咽干等症，一味玉竹汤既好喝又有效，并不是所有的中药都是苦药汤。

★ 金水相生：麦冬和石斛可以说是父子俩，一个主要润肺，一个主要滋肾，有些人可能不太明白我为何这么说？在这里稍微普及下中医常识，中医讲阴阳五行，可以把世界的万事万物都能归纳到这个系统里，在五行上来说金生水，也就是说金是水的父母，而类比到中医的脏腑，肺这个系统属金，而肾这个系统属水，故有此说。

★ 教师的标配：平常有很多人，尤其是当教师的人，一般说话比较多，嗓子时常发干，甚至疼痛，喝水也不容易解渴，每天得随身携带水杯。

看一下舌头，如果舌苔不多而燥，那么这个小方子就非常适合了。我们可以调整一下用量，做成泡茶的剂型：百合 7g，玉竹 5g，麦冬 4g，石斛 6g。

上面罗列的食材既能当食物也能当药物，为了照顾一些不愿意做药膳的朋友，推荐一些中成药供此类人群选用。干瘦型人可以选择六味地黄丸；如果手心感觉发烫，可以换成知柏地黄丸；如果平常眼睛容易干涩，可以换成杞菊地黄丸；如果平常容易干咳、咽干，可以换成麦味地黄丸。

第五种类型：这种类型的人多表现为怕冷、手脚凉、精神不振，晨起的时候看看自己的舌头，舌苔白白的，舌头淡淡的，还有点儿胖，有时舌头上还有水，吃点儿凉的甚至坐到冷板凳上就容易腹泻，有的女性会出现痛经甚至不孕。所谓"寒冰之地，不长寸草"，何况是一个幼小的生命呢？子宫过寒，不易受孕，这一般是以前种种不良习惯造成的。别担心，改掉不良习惯，精准调理，一切都会好起来。

下面这款名为暖胃汤的药膳就很适合这个类型的人。

具体组成：生姜 15g，大枣 30g，肉桂 6g。

具体做法：第一步，将食材洗净备用；第二步，锅中加入适量水，水没过食材，以大火煮开，再转小火续煮约 30 分钟，加入一勺红糖煮化即可饮用。

★ **巧用生姜除疾痛**：生姜，大家再熟悉不过了，几乎天天用得到，但是对于它们的妙用可能很多人不知道。在以前，小孩不慎感受了风寒，出现发热、怕冷、流鼻涕、鼻塞、头痛等症，老人会切三片姜，剁碎一根葱，一起煮十分钟，让孩子趁热喝了出点汗，再睡一觉，第二天早晨起来往往就会好了。

生姜是辣的，性温，《名医别录》记载其功效主要是治疗伤寒头痛、鼻塞、咳逆上气，止呕吐。生姜还能去痰，下气，除风邪寒热。只要头痛、鼻塞、呕吐是因为阴邪引起的就可以用生姜进行治疗。把生姜研究透，很多平常的小毛病我们都能解决掉。

肉桂这味药是温性的，主要功能在于补元阳，治疗命门火衰。这个药膳为何加肉桂呢？中医认为脾胃相当于火炉，下边烧火炉的柴火就是肾中的元阳，而肉桂就是补元阳的。三味药搭配起来，先天、后天兼顾，能更好地照顾人体的健康。

如果暖胃汤不方便做或喝了没有明显的改善，我们准备好了合适的中成药供你选用，比如附子理中丸、金匮肾气丸、右归丸。假如吃凉的容易拉肚子，脾胃感觉寒得厉害，优先选择附子理中丸；假如容易小便频，喝完水就想上厕所，优先选择金匮肾气丸；假如平常容易腰膝酸软，这时候优先选择右归丸。有的疫病，如果中医专家认为是寒疫，这种类型的人更要注意了，也就是说这群人是此次邪毒的易感人群，要提前做好准备，不给邪毒可乘之机。

咳嗽寒热得分清

教给大家一招治疗咳嗽带痰的方法，要辨别痰是寒还是热，方法很简单：看痰的颜色、质地就可以，色白、质稀的是寒痰，用生姜3片、白萝卜半个、陈皮15g煮水喝，一般两天就会好；痰是黄的、稠的则为热痰，用薏米100g、冬瓜子60g、桔梗10g煮一下喝汤，一般一两天就能好起来。

常见养生中药点评

《黄帝内经》说"大毒治病，十去其六；常毒治病，十去其七；小毒治病，十去其八；无毒治病，十去其九；谷肉果菜，食养尽之，无使过之，伤其正也"。

一些中药就是我们经常用的食材，比如山楂、核桃、杏仁等，国家卫生健康委公布的药食同源目录中记载120余种中药。这些中药虽然可以作为食物，但在用的时候也要根据人的具体情况做具体分析，食疗亦须求其所宜及所忌，万万不能"盲目进补、自食其苦"。

很多人以补为乐，认为越是大补的东西越好，这个想法及行为是错误的，中药治病或者食疗养生是以偏纠偏，虚证的人才可以用补益的药物或食材。因此，合理用药以及科学搭配食材才能最大程度地为我们带来健康。

以下十种药物是中医的常见补益药，有补气的、补血的、养阴的、健脾的、补肾的等等，对于虚损类人群具有提高免疫力的作用，同时，建议读者在中医师的指导下准确运用。

人参：《神农本草经》记载其"味甘微寒"，主要有"主补五脏，安精神，定魂魄，止惊悸，除邪气，明目，开心益智"的功效，这味药主要大补人体的元气。现代药理研究发现该药具有强大的双向调节免疫力、增加记忆力的作用。人参的有效成分为人参皂苷，其中的 Rb1 和 Rg1 作为主要的免疫调节能力化合物，对免疫力比较低的人有较好作用。

三七：俗称"金不换"，与人参同属于五加科植物，味甘，微苦，温，为伤科圣药，具有良好的止血活血的功效，对于血脉阻滞的病症有良好的作用，并且具备补益人体的优势。现代药理研究该药含有皂苷、多糖、多肽及挥发油、多种氨基酸、脂肪酸、维生素和微量元素等有效成分，具有良好的免疫调节作用。

西洋参：味甘微苦、性凉，主要能补气养阴、清热生津，对于乏力、口干、咽干等症属气阴两虚的朋友很适合。作为能改善免疫力的中药，因疗效显著在保健方面也应用广泛。西洋参的主要活性成分是人参皂苷，富含皂苷、多糖、蛋白等生物活性，具有抗氧化、抗肿瘤、抗辐射、降血糖等功效，并可对其他药理活性起协同调节作用。

冬虫夏草：是我国传统中草药中一味名贵的补益药材，味酸甘、性平，具有滋肾保肺、止血化痰的作用，对于长期咳嗽属虚证的患者比较适合。主要含有核苷、多糖、甾醇、氨基酸等多种活性成分，能有效改善免疫活性、改善肝功能异常、缓解疲劳、延缓衰老，且有降血糖、降血脂、拮抗肿瘤等作用。冬虫夏草素能抑制链球菌等病菌的生长，又是抗癌活性物质，对人体内分泌系统和神经系统有很好的调节作用；虫草酸能改变人体微循环，具有明显的降血脂和镇咳祛痰作用；虫草多糖是免疫调节剂，可改善机体免疫力；核苷有抗病毒功效。

黄芪：药用历史悠久，《神农本草经》将其列为"上品"，味甘，微温，能补虚，主小儿百病。中医认为黄芪的功效在于补一身之气，尤其是补益让人体免遭外邪侵袭的卫气。药理研究表明黄芪含有多糖及多种微量元素，能增加人体血液中的白细胞，抵抗化学物质、放射线或其他原因引起的人体白细胞减少，显著提高单核巨噬细胞系统和白细胞的吞噬功能，是重要的免疫调节剂。

灵芝：《神农本草经》记载其"味苦平。主胸中结，益心气，补中，增慧智，不忘。久食，轻身不老，延年神仙。"民间多把它称为仙草，象征吉祥如意。药性平和，被人们广泛用于养生食疗。它是一种重要的药用真菌，灵芝及其孢子粉的生物活性成分种类多样且含量较为丰富，是改善人体免疫力的最好天然药物之一。主要生物活性物质为灵芝多糖及灵芝三萜，在抗肿瘤、免疫调节、抗氧化、对放射性损伤及化学治疗药物损伤的保护等方面作用效果明显。

石斛：《神农本草经》记载其"味甘，平。主伤中，除痹，下气，补五脏虚劳、羸瘦，强阴。久服，浓肠胃、轻身、延年"。对于脾胃虚弱、身体消瘦的人尤为适合。该味药被称为食材界的"软黄金"，是名贵的药食两用植物，其鲜茎可泡茶、炖汤，在江苏省、浙江省、上海市等地有长期食用习惯。石斛内含多糖、生物碱、氨基酸及其他一些微量元素，在美容养颜、延缓衰老、改善免疫力方面有很好的作用。

枸杞子：世间有谚语"去家千里，莫食枸杞"，此句话的意思就是说枸杞子有良好的补精益气、强阴起痿的功效。其味甘平，产于宁夏的最为地道，对肝肾阴虚、双目干涩，视力减退的人比较适合。从古至今，枸杞子一直是人们用于养生的重要食材，直接嚼服即可。现代药理证明其含枸杞多糖、玉蜀黍黄素和多种维生素、氨基酸等，具有非特异性免疫增强作用。

阿胶：《神农本草经》时代的阿胶是由牛皮熬制而成的，为补益药材，对肝虚、平常脚酸不能久站的人尤其适合。《本草纲目》把阿胶誉为"补血圣药"，与人参、鹿茸被民间誉为"滋补三宝"。现在市面上的阿胶是驴皮熬制，它的功能类似古阿胶。现代药理证明其能提高血红蛋白含量和白细胞数量，从而改善机体免疫力。

黄精：味甘、性平，无毒，《本草经集注》记载其"补中益气，除风湿，安五脏，久服轻身，延年，不饥"。因此很多人都以黄精作为养生辟谷的主要食材，服用的前提是需要九蒸九晒且炮制得法，否则补益功效大打折扣。现代药理发现黄精内含甾体皂苷、多糖、低聚糖等生物活性物质，有抗疲劳、抗氧化、抗病毒、延缓衰老等功效，长期服用能增加机体免疫力。

什么是多糖类化合物

多糖是天然产物中最常见的一类存在于动植物和微生物中的天然高分子化合物，具有重要的生物功能和珍贵的药用价值，有改善免疫、抗肿瘤、抗氧化、降血脂、抗凝血等功效，且毒性较低，在临床中显示出越来越广阔的研究前景。免疫调节活性是多糖最重要的生物活性，体现在对免疫器官、免疫细胞、补体系统和体液免疫等多个方面的调节作用。人参、枸杞子、鹿茸、冬虫夏草、灵芝、当归、黄芪以及很多海洋生物中均含有丰富的多糖，都具有参与免疫调节的功能。

其他中医养生方法

脐贴

肚脐是脐带脱落后遗留下来的一个生命根蒂，中医有个穴位叫神阙，位于此处，一听这个名字就觉得挺厉害，"如门之阙，神通先天"，通过对这个部位的干预，我们可以做到影响五脏六腑，妙不可言。

脐（即神阙穴）在腹部中央，是人体的一个重要经穴，它与五脏六腑、十二经脉、奇经八脉等有着密切的联系，通过作用于肚脐，可以起到整体调节身体的作用。

脐贴祛湿：用炒莲子肉、生莲子肉、五香粉（没有五香粉的，可以用肉桂粉、干姜粉或花椒粉代替，或者是其中的任何1种、2种、3种都可以）等分，用米粥或者是有黏性的米与粉搅匀，把它们捏成小枣样的团儿。晚上的时候，拿一个放在肚脐里，外面贴点风湿膏药，把肚脐封住，早晨再拿掉即可。连续贴一周，一周后可以停止。如果有人胃肠不适，容易拉肚子，这个方法同样可以用。

专治尿频：有些人容易尿频，喝水之后就想去厕所，其实用脐贴疗法也可以，把这个治疗尿频的方法告诉大家，具体组成：丁香、吴茱萸、肉桂、五倍子各等份，打成细粉，取适量敷肚脐。

通便脐贴：有些身体比较壮实的人，喜好饮酒、吃肉，平常比较怕热、多汗，这类人群很容易便秘，脐贴疗法也可以应用。取大黄30g，芒硝20g，炒莱菔子15g，芦荟30g；打粉，取适量，敷肚脐。

除胀贴：如果有人因为饮食不当出现了腹部胀痛，可以用白胡椒5g，研末，取适量，敷肚脐。

久咳一贴灵：咳嗽可以进行脐贴治疗，麻黄、白芍、半夏、桔梗、杏仁、百部各10g，桂枝、炙甘草各6g，干姜、细辛、五味子各3g，打粉，取适量，敷肚脐。

艾灸

艾灸治病、防病的历史很悠久，尤其是对于阳气不足、身体偏弱、怕冷、手脚凉、免疫力差、容易感冒，每天没有太大的精神，面色也不是很好看、有点发暗的人，通过艾灸能达到补益气血、条畅经络、强身健体、益寿延年的作用。艾灸能从整体上改善人体的机能强，不仅能防治邪毒侵袭，还能抢救危重病人。下面带领大家挖掘这个宝藏。

先给大家先介绍中医改善免疫力的八大"金刚"穴。

第一金刚：足三里穴。足三里穴可以健脾胃，不仅能让人强壮，还能延年益寿、疏通经络、调和气血，该穴主治范围广，主要管辖消化系统，同时对循环系统、泌尿生殖系统也有诸多益处。温灸足三里穴，能够强健脾胃，激活机体免疫力，加强新陈代谢，排除人体内浊气。

具体操作方法：用艾条温灸双侧足三里穴30分钟，使局部皮肤微见潮红，每天灸1次，连续灸3天，灸完后喝点姜枣茶（生姜3片、大枣5个掰开煮茶）。

穴位位置：坐位屈膝，先确定犊鼻穴的位置，自犊鼻直下4横指，按压有酸胀感处即为此穴。犊鼻穴就是外膝眼。

第二金刚：身柱穴。一听这名字就知道它是干什么的，人体相当于房子，古代建房子一定要有根柱子，称为顶梁柱，身柱穴就相当于我们人体的顶梁柱。身柱穴归属督脉，位于后背部两个肩胛骨的中间，当后正中线上，第3胸椎棘突下凹陷处。其在两肺之间，跟肺气、肺的联络非常密切。督脉为"阳脉之海"，刺激该穴可宣肺清热、宁神镇咳、补气壮阳、益智健脑。

艾灸时，自然正坐，略向前低头，将艾条的一端点燃，对准身柱穴，在距离皮肤 3~4 厘米处进行艾灸，以局部有温热感而无灼痛为宜，一般灸 10~15 分钟为宜，至皮肤红晕为度。频率为隔日一灸，一周以后可改为每周灸 2 次，或每周灸 1 次。

第三金刚：关元穴。"元"代表我们人体的元气，"关"就是把元气收好，不至于乱消耗，关元穴能让人的元气快速恢复，从而更好地抵御外邪。关元穴治疗的病症非常广泛，因为它是足少阴肾经、足太阴脾经、足厥阴肝经和任脉之会，又是小肠募穴。它既能补肾又能健脾，还可调肝，且对小肠的活动有益。关元穴为男子藏精、女子蓄血之地，是人生之要关，真气之所存，元阴元阳交关之所。如果觉得平常免疫力较低，可以尝试用一下这个穴位。它的位置在脐下 3 寸、腹部正中线上，非常好找。

第四金刚：气海穴。气海穴和关元穴在位置和功能上有相似之处，但气海有其独特之处，海即是广大，能源源不断提供给我们抵御外邪的力量，这个力量我们称为气。因该穴主治各种气病，如气喘，脐下冷气上冲等症，故名气海。它对于呼吸系统疾病的疗效略胜于其他穴位。灸气海穴的时候需要注意一点，阳盛体质者必须配合灸足三里以泻火，常须调护脾胃；如果没有发泡，不宜服用热药，发泡则不宜服用凉药。孕妇禁灸，尽量别卧灸穴。气海穴与关元穴，两者皆为任脉腧穴，均具有益气作用，可作为日常保健穴。

气海穴在关元穴的上方，下腹部前正中线上、肚脐下 2 横指处，即为此穴。

第五金刚：内关穴。内关穴很多人可能都听过，比如某人生气了，感觉胸闷，容易叹气，憋得慌，用手点按此穴 10 分钟，症状就消失了，这个穴位能缓解郁闷和紧张。患有冠心病的老年人，可能因为某些刺激突然感觉胸闷痛，这时如果有速效救心丸需要赶紧掏出来吃几丸，如果忘带了也不要着急，赶紧掐按内关穴，很快也能缓解；还有一种情况，比如不知什么原因突然胃痛，还伴有打嗝，此时如果没有合适的药物，也可以点按内关穴，多数时候症状也能明显减轻；另外，晕车的时候，想吐，此时也可以点按内关穴。有一个口诀叫"心胸内关求"，也就是说心脏、肺、胃等胸部周围的疾病都可以找内关进行治疗。这个穴位既可以按揉又可以艾灸，非常方便。

具体位置：伸臂仰掌，微屈腕握拳，从腕横纹向上3横指，在掌长肌腱与桡侧腕屈肌腱（手臂内侧可触摸到两条索状筋，握拳用力屈腕时明显可见）之间的凹陷中，按压有酸胀感处即为此穴。

第六金刚：大椎穴。大椎穴是治疗肺系疾病的特效穴，对于各个证型的普通感冒，特别是刚发病的时候，拔罐20分钟就可以很快恢复。普通感冒有发热的患者可以用三棱针或测血糖的针点刺大椎穴七八下，然后拔罐即可。如果是体质比较虚弱的患者可以直接灸大椎穴20分钟。大椎穴用好了还能治疗很多疾病，临床广泛用于治疗呼吸系统疾病、神经系统疾病、免疫系统疾病等，如鼻炎、咳嗽、癫痫、颈椎病、面瘫、高热、痤疮、脑供血不足等。督脉总督诸阳经，为阳脉之海，可宣通一身阳气，具有宣肺理气、降逆平喘之效。大椎穴在后正中线上，第7颈椎棘突下凹陷中。

第七金刚：天枢穴。天枢穴位于腹部，主要调理消化系统功能，对一些妇科疾病也有良效。它能够健脾和胃，还能够通调肠腑，让肠道的气机通畅，对肺功能的恢复大有裨益（肺与大肠相表里）。天枢穴位可以和肺俞穴搭配，能更好地解决肺的问题。它的具体位置很好找，就在脐中旁开二寸处。

第八金刚：肺俞穴。一看名字就知道这个穴位肯定跟肺有关系，如果有咳嗽等呼吸系统疾病，可以找人帮忙用手点揉该穴10分钟，一般会有缓解。这个穴位可以搭配上述任何一个穴位，能把正气调动到肺的部位，有利于人体更加精准地进行治疗。

具体位置：第3胸椎棘突旁开1.5寸，可以正坐低头或俯卧位，先确定大椎穴的位置，由大椎往下推3个椎骨（即第3胸椎），棘突下缘旁开

2 横指，按压有酸胀感处即为此穴。

小儿推拿

儿童属于疾病易感人群，尤其是婴幼儿，为大家准备一些临床实用的小儿推拿防治法。可以在孩子睡着的时候，以均匀、轻柔、条畅的动作进行操作，推拿之前可以在要推的部位上涂抹痱子粉、滑石粉等，以免操作时对孩子的皮肤造成损伤。

强肺法：主要方法是捏脊疗法（3 次）＋ 搓热大椎、肺腧（100 下）。

具体操作方法：从长强穴到大椎穴成一直线；操作时应下向上捏拿 3 遍，然后用手掌从上向下来回搓几遍，让后背微微发红、发热；接下来把自己的手搓热，在孩子的大椎穴、肺俞穴依次搓 100 下，结束。

注意事项

1. 年幼患儿首次接受捏脊手法不宜过重，可取提捏之意，略微将皮肤捏起，重复 3 遍，至脊背部皮肤微红，尽量避免患儿哭闹。

2. 捏脊前宜先在背部轻轻按摩几遍，使肌肉放松。

3. 燥热体质的患儿禁用。

4. 捏完 3 遍后，要用手掌从上向下来回搓几遍，令其后背发红发热。

5. 最后在尾骨上拍 3 下。

运脾法：脾胃作为人体的后天之本，对于人体的健康至关重要，脾胃功能强盛，人的肺气就足，才能抵御外界邪气的侵袭。

具体方法：

推脾经之前，在经络循行的皮肤上涂抹点痱子粉或滑石粉，然后从隐白穴开始，沿着足太阴脾经的方向匀速地推至阴陵泉穴，可趁孩子入睡之时操作。每次推 20~60 分钟，病情轻的患儿可以 2 天 1 次，症状稍重的患者可以每天 1 次。1 个月为 1 个疗程。

去积法：所谓去积法，就是把胃肠道多余的垃圾清理出去，"积"就是中医讲的积食。一旦发现孩子积食，要给孩子减少饮食量，同时配合此方法，具体操作方法如下。

位置：手掌面，示指、中指、环指、小指的指根部横纹处。

作用：通气，化积食，消腹胀，清脾胃之热，促进食欲等。

手法：推法，用拇指指腹上下来回推，推的顺序是示指 - 中指 - 无名指 - 小指。每天 1 次，每次 15~30 分钟。3~5 天为 1 个疗程。

传统功法强身健体

中国有许多传统功法，如八段锦、太极拳、五禽戏、易筋经、六字诀等。目前广为熟悉和练习的当属太极拳和八段锦。它们作为中国传统文化的一部分，具有浓厚的传统文化底蕴，蕴含着中国传统哲学中的养生思想、伦理观念，注重内外兼修，融健身、修性于一体。不论从技术还是理念上，都体现出和谐共融的理念，尤其是太极拳。

八段锦：是古代导引术，经历几个朝代不断精改而成。练的是筋、骨、肉、呼吸、神，是意识修养和形体锻炼的融合，促进正气在体内的运行，以达到强身健体的功效。以心安理得的状态、行云流水的动作、缓慢柔和的呼吸为纲领，体会身体微微汗出、微微酸痛、微微牵拉、微微胀麻的感觉。适合中青年人平常锻炼，同样适合病后康复人群以及老年人的保健。

太极拳：太极拳常常是呼吸与身形动作相结合，以达到锻炼目的。练时遵循"意、气、形、神"的四字口诀，通过调身、调心、调息并配合呼吸运动，以调节神经、心肺、脏腑等系统相互作用的能力，改善人体的机能和免疫力。练习太极拳切忌用招式压制呼吸，否则于心身健康无益。

得意忘形："得意"是无中生有，所想象的造型本来没有，但要想象得像真的，如身临其境；"忘形"是有中生无，本来是客观存在的，但要忘记它，好像变为虚空乌有。

以意导势：用意念所造之形象及其意境诱导出身体运动的趋势和动向，"先在心，后在身"。

把握分寸：有形有相皆为假，无形无相方为真，有意似无意，无意有真意。意发即空。

升阳功：传统的功法讲究身心同修，给各位朋友再推荐一个功法，不妨一试。

具体练功方法如下。

1. 在家中选一静室或其他环境良好之处，站立或端坐皆可，若能盘坐更佳。先安静一下，让身、心静下来，将呼吸调整平稳，使心脏跳动平缓。深深吸一口气，用鼻吸气，胸腔收缩，一直吸气，吸到不能吸，此时闭气，在闭气中肋骨用力，想办法使胸腔增大，肺部放松，坚持一会儿，然后慢慢地呼气，把肺中浊气吐尽；再深深吸气，胸腔收紧，闭气，闭气后胸腔用力、增大，慢慢再呼气，将肺中余气吐尽。以上重复做 3 次。

2. 随后马上吸气，提肛、收前阴、收小腹，吸到不能吸，停息，小腹用力，使小腹逐渐增大，然后慢慢地呼气；再吸气，提肛、收前阴、收小腹，收到不能收，闭气，小腹用力、增大，再慢慢呼气。以上重复做 3 次。上述 1、2 为一组，重复做 3 组。做完之后，身体会发热。

助肺操：呼吸操能提高人体正气，提升肺活量，改善呼吸功能，对于肺部疾病的恢复有很大益处，临床常用的呼吸功能锻炼方法有腹式呼吸法、缩唇呼吸法和呬字诀。

★ 腹式呼吸法：取站立位或坐位，两膝半屈，使腹部放松。吸气时腹部凸起，吐气时腹部凹陷，可每天坚持练习，每次练习以 5~7 遍为宜，每遍做 5~15 分钟。如此能增加通气量，降低呼吸频率。

★ 缩唇呼吸法：闭嘴经鼻吸气，通过缩唇（吹口哨样）缓慢呼气，同时收缩腹部，吸气与呼气时间比为 1∶2 或 1∶3，要尽量做到深吸慢呼，缩唇程度以不觉费力为宜，每天锻炼 2 次，每次 10~20 分钟，每分钟 7~8 遍。

★ 呬字诀：呬字诀是经典吐纳六字诀中的一个，呬（si，四声）字诀是中医传统的肺部训练方法。练习时口型为两唇微后收，上下齿相合而不接触，舌尖伸向上下齿缝内，气出于上下齿间。鼻吸气时舌舔上颚，肚子鼓起，吸满后，用口呼气，发出"呬"字音，同时收腹提肛，如此一吸一呼为 1 次，反复做 6 次。

对于以上中医养生方法，希望大家能身体力行，勤于实践，心情舒畅，百脉调和，上以疗君亲之疾，下以救贫贱之厄，中以保身长全，面对外界各种邪毒，战必胜，攻必克！

扫描二维码，观看相关图片

维持免疫力平衡的健康方法

现代科学技术快速发展、日新月异，使得我们对未知世界有了更多的探索和认知，但这远远不够。纵观人类古今发展史，病毒和细菌无处不在，疾病是我们永恒的敌人，我们需要不断寻找克敌制胜的武器和方法，疫苗就是其中最有效的方法之一。

当今疾病谱和医学模式都在发生明显变化，身边的老年人越来越多，慢性病成为威胁我们健康和寿命的主要危险因素，新发传染病和人畜共患病呈多发态势。如何活得更好、活得更长，是摆在我们每个人面前的问题。这部分将围绕免疫强化、肠道微生态平衡等大家最关心的热点话题，提供优化的解决方案。

医学疫苗

疫苗与抗体

疫苗定义比较多，有世界卫生组织、《中国药典》和《欧洲药典》对其的定义，但基本含义是一种含有免疫原性物质，能够诱导机体产生特异性、主动性和保护性宿主免疫，用于预防、治疗人类相应疾病的生物制品。可以根据年龄及健康状况，并综合考虑感染或疾病的发病机制、流行病学和免疫学特征选择需要接种的疫苗。对免疫学特征的了解有助于确定疫苗诱导产生的免疫应答的类型，以保证疫苗的有效性。

疫苗是抗原物质，既有免疫原性，又有抗原性。免疫原性是指抗原刺激机体产生免疫应答的能力，而抗原性是指抗原的体外免疫学反应性。抗体是 B 细胞受抗原刺激后合成和分泌的免疫效应分子，存在于体液中，可特异性识别病原微生物的抗原分子，中和病原微生物的致病性，并且通过激活补体、促进吞噬和抗体依赖的细胞介导的细胞毒作用等多种效应机制清除病原微生物。由于抗体存在于体液中，因此将抗体介导的免疫应答称为体液免疫，主要执行抗细胞外微生物感染的免疫作用。抗体不仅是体现疫苗作用效果的标志，还可以作为生物制剂，用于临床免疫预防与治疗。

主动免疫与被动免疫

疫苗接种主要分为主动免疫和被动免疫两大类。主动免疫刺激机体免疫系统产生特异的抗体和／或细胞免疫应答，以预防、减轻或消灭疾病。被动免疫是指个体在已知或可能暴露于病原体之前或当时，或已感染者或发病者注射抗体制剂以中和病原体或与人细胞抗原结合。通常提到的疫苗指主动免疫疫苗，但是针对免疫缺陷患者、一些癌症的治疗、一些紧急情况下主动免疫产生的免疫应答不能迅速阻止感染发生等情况下导致主动免疫无效或无法实施时，被动免疫接种也是必要和必需的。

抗体制剂，无论是单克隆抗体还是多克隆抗体，均属于被动免疫制剂。快速产生免疫活性对一些感染性疾病、癌症或其他疾病的预防或治疗是十分必要的。由抗体介导的保护作用包括：①中和病毒的感染性；②与细菌结合，随后被吞噬细胞破坏；③结合并中和病原体（如破伤风）产生的毒素。

抗体制剂的使用场景包括：①暴露后预防，或已知或疑似曾暴露于乙型肝炎病毒、水痘 - 带状疱疹病毒的人群，而这些人群以前未曾接种疫苗或不清楚是否感染过该种病毒；②高危人群暴露前的预防，如病理状态下的个体（感染巨细胞病毒的器官移植受者）、肺部病变或感染呼吸道合胞病毒的新生儿暴露前的预防；③为感染巨细胞病毒的孕妇进行接种，以防止新生儿围生期感染。

生物疫苗的分类

随着生物技术的发展，疫苗的种类越来越多，目前将疫苗分为六类，即减毒活疫苗、灭活疫苗、亚单位疫苗、基因工程重组蛋白疫苗、结合疫苗以及联合疫苗。

减毒活疫苗：减毒活疫苗能在机体内有一定生长、繁殖能力，并通过模拟产生临床自然感染而不能引起临床疾病症状的过程，进而产生免疫应答。减毒株的获得通常较困难，往往需要较长的研发时间才能获得理想的减毒株用于疫苗生产，并且有毒力返回或者免疫原性减弱的可能，需要定期进行纯化，如我国首创的乙型脑炎减毒活疫苗。

减毒活疫苗的优点是在接种疫苗后能引起与自然感染相类似的免疫应答（产生相应的体液免疫和 / 或细胞免疫），而且其免疫应答持续时间较长，具有较理想的预防效果。但由于是活的病原体，对储存和运输条件要求较严格。

灭活疫苗：灭活疫苗是将培养后的病原体或者减毒株采用灭活剂进行灭活处理，无论是致病性的病原体还是减毒株都不再具有复制能力，但仍然保留引起人体产生免疫应答的能力（免疫原性）。如流感全病毒灭活疫苗、甲型肝炎灭活疫苗及脊髓灰质炎灭活疫苗。

灭活疫苗的优点是所用生产毒种不必是减毒或弱毒株；必须使用灭活剂灭活病原体，可以灭活可能在生产过程中引入的潜在外源因子；经过严格的灭活试验验证病原体是否灭活；使用者较安全，无活疫苗毒性回复的潜在危险；存储和运输相对容易。

灭活疫苗的缺点是在灭活过程中可能破坏或改变有效的抗原决定簇，影响免疫效果；生产时的纯化步骤多；免疫程序需多次接种和加强；维持免疫效果时间短、抗原量要求大、成本较高，且不易产生局部免疫。

需要注意的是，某些病原体的灭活疫苗不具有保护效果，反而可增强接种者再次感染后的疾病严重程度，故针对该类病原体只能开发减毒活疫苗等其他类型的疫苗。

亚单位疫苗：亚单位疫苗是指提取、纯化病原体主要保护性抗原成分制成的疫苗。该类病原体的保护性抗原明确，多是构象依赖性的抗原表位。该类疫苗的纯度较高，需要的抗原量大而且需要佐剂来增强其免疫原性，如百日咳组分疫苗。

基因工程重组蛋白疫苗：基因工程重组蛋白疫苗是指使用重组 DNA 技术克隆并表达保护性抗原，将表达的蛋白抗原进行纯化，并吸附佐剂后制成疫苗。如基因工程乙肝疫苗、人乳头瘤病毒疫苗等。这类疫苗的特点是能够产生保护性免疫反应的抗原，其结构非常明确，而且能够通过基因重组技术获得。常用的表达体系包括大肠杆菌、酵母菌、哺乳动物细胞、昆虫细胞等原核细胞和真核细胞表达系统。这类疫苗的纯度很高，但往往需要佐剂以增强其免疫原性。目前生产的基因工程重组蛋白疫苗往往是用传统技术无法生产的疫苗。

结合疫苗：结合疫苗通常指细菌多糖抗原与蛋白载体通过化学偶联反应共价结合而成的多糖‑蛋白复合物疫苗，从而将属于胸腺非依赖性抗原的多糖抗原转化为能够引起机体产生免疫记忆能力的胸腺依赖性抗原（多糖‑蛋白复合物分子），使机体能够产生针对细菌多糖抗原的适应性免疫应答和抗体，预防机体感染细菌性传染病。目前市场上主要的细菌多糖结合疫苗包括：脑膜炎球菌多糖结合疫苗、b 型流感嗜血杆菌结合疫苗和肺炎球菌结合疫苗等。常用的蛋白载体主要有破伤风类毒素、白喉类毒素和白喉毒素的无毒突变体蛋白 CRM197 等。目前常用的多糖蛋白结合工艺主要有氰基活化法和氨还原法。不同生产工艺和结合工艺会对结合疫苗的免疫原性产生影响，通常需要根据多糖抗原和载体蛋白的不同种类来选择适当的结合工艺，如肺炎球菌多糖结合疫苗和脑膜炎球菌多糖结合疫苗。

联合疫苗：联合疫苗是指由两种或两种以上病原微生物或抗原成分联合而成的疫苗。联合疫苗包括多联疫苗和多价疫苗。多联疫苗是将不同病原体的抗原联合到一起预防不同的疾病，如百白破联合疫苗可以预防白喉、百日咳和破伤风 3 种不同的疾病；麻疹、腮腺炎和风疹联合疫苗可以预防麻疹、腮腺炎和风疹病毒的感染。多价疫苗指将同一病原体不同型的抗原混合到一起制成的疫苗，可以预防同一病原体不同型引起的疾病，如 23 价肺炎多糖疫苗，由 23 个不同血清型组成，可预防 23 种血清型的肺炎球菌引起的感染；4 价轮状病毒疫苗，由 G1、G2、G3、G4 血清型病毒制备而成，可预防 G1、G2、G3、G4 血清型病毒引起的轮状病毒感染；9 价人乳头瘤病毒（HPV）疫苗，可预防 6、11、16、18、31、33、45、52和 58 型病毒引起的感染，从而预防由人乳头瘤病毒所致的宫颈癌、外阴癌、阴道癌、肛门癌和生殖器疣。

联合疫苗可以改善家长和儿童对疫苗接种的依从性和时效性，减少儿童接种多种疫苗的痛苦，使用更为便捷，提高了疫苗的接种率，最大程度地发挥了疫苗预防传染病的作用。

疫苗与体液免疫应答

绝大多数疫苗一般为胸腺依赖性抗原，其刺激 B 细胞产生抗体需要 Th 细胞辅助，所引起的体液免疫应答包括 $CD4^+ T$ 细胞对抗原的识别、活化、增殖与分化，B 细胞对抗原的识别及接受 Th 细胞辅助后的活化、增殖与分化，抗体产生及其效应等过程。因此对疫苗的设计既要考虑 B 细胞识别的抗原表位，也要考虑 $CD4^+ T$ 细胞识别的表位。

疫苗与细胞免疫应答

细胞内寄生菌疫苗，如预防结核分枝杆菌感染的卡介苗，主要通过激活细胞免疫应答发挥保护作用。主要有两种基本方式，一种为 $CD4^+ T$ 细胞在抗原刺激下分化为 Th1 细胞，通过分泌细胞因子活化巨噬细胞等炎症细胞；另一种是 $CD8^+ T$ 细胞受抗原刺激后分化为细胞毒性 T 细胞，可直接特异性杀伤靶细胞。

Th1 细胞主要有两种效应：①间接激活 $CD8^+ T$ 细胞；②通过分泌细胞因子募集、活化单核 / 巨噬细胞和淋巴细胞，诱导以单个核细胞浸润为主的炎症反应或迟发型超敏反应。Th1 细胞在宿主抗胞内病原体感染中发挥重要作用。

疫苗的免疫记忆性

通常，机体对于某一特定抗原的免疫应答不会长久地进行，一旦抗原被清除，免疫系统就会恢复平衡，以保持机体内环境的稳定。因此，活化的效应细胞必须及时被抑制或清除，仅保留少数记忆性免疫细胞。记忆细胞可长期在体内存留，一旦该抗原再次进入机体，它们会产生更快、更强、更有效的免疫应答来清除此抗原，此即免疫记忆。免疫记忆是疫苗免疫预防作用的理论基础，所以有些疫苗的加强免疫，目的就是使人体维持长久的免疫力。

预防接种

免疫接种通常也称为预防接种，通常人们所说的打预防针，即是利用人工制备的抗原或抗体通过不同途径（如注射、口服、鼻腔灌洗等）进入机体，使机体产生针对病原体的特异性免疫力，以提高机体的免疫水平，预防疾病的发生或流行。通常把接种疫苗称为自动免疫或主动免疫；把输入免疫球蛋白或抗体称为被动免疫。

新疫苗的开发

疫苗开发需要尊重科学规律和伦理规范。以新型冠状病毒肺炎为例，包括疫苗、小分子药物、恢复期患者血清、中和抗体等药物成为对抗疫情的主流手段。目前全球共有多种疫苗正在研发阶段，沿着灭活疫苗、基因工程重组蛋白疫苗、亚单位疫苗、病毒载体疫苗、DNA 疫苗或 mRNA 疫苗等多个技术路线进行，但目前尚未出现 COVID-19 减毒活疫苗的相关研究报道。

心理疫苗

面对重大生活事件保持情绪稳定很重要

早在《黄帝内经》中就有对情志的描述，无论任何情绪，只要过度都会对人的整体健康产生影响。简单来说，过度忧思会影响健康已经被大部分人认同，但是过喜一样也会影响健康却鲜有人知。喜则气缓，喜乐过度可导致心气涣散，神不守舍，轻则可见心悸、失眠，重则可见心神不安。可见，任何情绪过度都会对整体健康产生负面影响。所谓"怒伤肝，喜伤心，悲伤肺，忧思伤脾，惊恐伤肾"，我们不仅平时需要关注自身情绪问题以及情绪变化，还要在面对重大生活事件时，更要保持情绪稳定。

按照现代医学的观点，如果人一直感到紧张，身体将会持续处于备战状态，长此以往就会出现内分泌失系乱、免疫力下降，陷入焦虑甚至恐慌状态而无法自拔。免疫力下降又会增加患病的概率，可见情绪与躯体健康关系紧密，尤其是存在一些基础疾病的人，情绪对其产生的影响就更大了。

所以说，在面对重大生活事件的时候，忽视和过分恐慌都会产生负面影响，而保持情绪稳定就非常必要。然而，在危急时刻能够保持情绪稳定并不是依靠我们的本能就能实现的，必须通过后天努力才可能做到。

遇到危险就会紧张、害怕是本能，从容不迫、能够保持情绪稳定是后天锻炼出的能力。如果没有提前思考，非常有可能突然遭遇危机事件或者重大生活事件就会自动启动原有的应对方式，就会被紧张和恐惧包围。当已经处于极端的焦虑和恐慌时，就比较难意识到自己的情绪是否已经过度，大部分人都会认为自己情绪是基于事件本身正常的反应，即便体验到了不适也会归因于事件，而不会认为是自己的情绪过度。假设能意识到是自身情绪过度，结果也不会有太多差异，因为已经非常紧张、恐惧了，再给自己下命令不要过度焦虑、不要慌张，无论对谁这都是几乎不可能完成的任务。

没有人天生能做到临危不惧、应对自如，所以这剂心理疫苗不仅需要"接种"，还应提前"接种"，到需要时才能迅速起作用。

如何面对焦虑和恐慌

面对重大生活事件，人们会出现不同程度的焦虑、紧张等心理情绪变化，这与是否坚强无关，而是人类普遍的应激反应。换句话说，无论平日多么坚强的人，在面对突如其来的危险情境时都会出现应激反应。同理，这与性别、年龄、拥有的财富和社会地位亦无关，应激反应人人都有。

原始人突然遭遇猛兽会产生应激反应，比如撒腿就跑，而那些面对猛兽还慢悠悠继续摘果子的原始人可能早就被猛兽吃掉了。到了今天，虽然不会在大街上遇到猛兽了，但是类似这种应激反应却一点也不少。例如听到耳边尖锐的急刹车声，大脑会立即寻找声音来源、辨别方向，让我们以最快的速度远离危险。

应激是由危险的或出乎意料的外界情况的变化所引起的一种情绪状态，应激反应就是对应激源的生理和心理反应，也称为生理应激和心理应激。在面对突然的或长期持续的巨大压力时，我们都会进入应激状态。在这种状态中，我们会在情绪、生理、思维和行为上发生许多改变，内脏器官也会发生一系列变化。

大脑接收外界刺激后将刺激信息传至下丘脑，进而分泌一系列激素，使身体处于充分动员的状态，心率、血压、体温、肌肉紧张度、代谢水平等发生显著变化，从而增加机体活动力量，以应对紧急情况，如战斗或逃跑。

可见，应激反应是保护我们免受伤害的一种本能，所以您如果在危险之中却命令自己"坚强一些"，别害怕、不紧张，就相当于告诉自己不要产生应激反应，这是在与本能对抗，等于是让自己完成一项绝不可能完成的任务。

一旦达不到预设的"别害怕、不紧张"的目标时，会误认为是自己能力不足才会如此，因此会陷入深深的自责中。有这种错误认知的人在危机情境下需要比他人多承担一部分压力，相当于除了恐惧，还要承受自我攻击带来的压力。所以要允许自己有正常的情绪反应，即允许自己紧张、担忧甚至是恐惧，也要接受这种情绪反应，这对管理自己的情绪、掌握自己的情绪是非常重要的。

应激反应对免疫力的影响

一直有两种声音在争论，应激反应究竟是提高了人类的免疫力还是降低了人类的免疫力？

事实上，应激反应与免疫力的关系是分阶段的。短时间内，应激反应会提升我们的免疫力，这促使我们迅速做出战斗或逃跑所需的身体准备，此时我们的专注力迅速提升、心率加速，促使全身的血液流向四肢。试想一下，假如此刻你和他人发生争执，对方突然跳到你面前，在你感受到压力的两秒钟内，你的身体会发生很多变化：你的呼吸加快，这样会运输更多的氧气到细胞中，以便为肌肉提供更多的能量；你的心跳加快，促使肌肉和其他器官中的血液流动加速，有更多的血液为你的四肢所用；你的双眼瞳孔放大，使你能够看得更加清楚。

短时间内应激反应会提升我们的免疫力，可是如果长期处于应激反应状态中，又会大量损耗我们的精力，免疫力就会随之降低。1974年加拿大生理学家塞里的研究表明，持续的应激状态能击溃一个人的生物化学保护机制，使人的免疫力降低，容易患心身疾病。他把应激反应称为"全身适应综合征"。

那么，什么情况下人们会保持持续的应激状态呢？按照现代医学的观点，让我们产生应激反应的应激源一旦消失或解除，我们就会停止"战备"状态，情绪得到舒缓，不再恐惧。举个例子，如果有只猛兽追你，你会拼命逃跑，心里很害怕，这就是应激反应。那你在什么情况下会不再感到害怕呢？如果你找到了一个树洞躲进去，猛兽无法伤害到你，或者是你把猛兽制服了，它也不会再伤害到你，应激反应就会逐渐减弱直至解除。持续的应激状态理论上是在危险源一直存在的情况才会发生，例如你躲进树洞里，猛兽一直守在洞口，一直寸步不离。真正的丛林世界不会存在这种情况，猛兽等很久等不到猎物就会去寻觅下一个猎物。

可是，人的大脑既聪明，又复杂，应激状态的解除并不仅是威胁不见了，而是需要经过人脑的判断，只有确认威胁的确不存在了，才会解除自身的应激状态，否则就会出现持续的应激状态。有具体形象的威胁比较容易判断，可是当面对看不见的"敌人"（例如细菌、病毒或者是非具体的事件）时，大脑非常可能默认这个威胁一直没有消失，身体将会长期处于应激状态。如果长时间处于应激状态之中，无论是对躯体健康，还是对生活和工作，影响均非常明显，有必要及时进行自我调整。并不是说明明应激源持续存在，却劝自己别害怕、别紧张，而是要采取行动，主动解决问题，在绝对安全被破坏时可以尝试让自己获得相对的安全感，把超过常态的恐惧等身心反应降到合理范畴之内，严重时可寻求专业人士的帮助。

害怕到什么程度才算是正常

情绪是基于主观认知判断得来的，所以即便面对同一件事物，不同人的情绪反应也不同。如果你问一个过度焦虑的人对于传染病的看法，他会告诉你很多在他看来值得焦虑的内容，例如担忧口罩的防护程度、担心小区或办公室里是否有人感染病毒、偶尔咳嗽一声就担心自己是否已被感染……他们会认为这些确实值得焦虑、担忧，而不会认为是自己过分恐慌或者防御过度了。

即便已经感到不适，大部分人还是会认为自己的情绪是合理的。那么，怎样判断自己的恐惧是否属于正常范围呢？

以新型冠状病毒肺炎为例，你可以回忆一下疫情阶段你的情绪变化，为自己的情绪画出一条曲线图。随着人们对于疫情的了解越来越深入，对于病毒的认识也越来越充分，掌握的信息和个人防护措施越来越到位，和疫情刚发生时相比，大部分人的情绪会逐渐趋于稳定，并且越来越多的人知道恐惧是合理的情绪反应，面对新型冠状病毒没有丝毫畏惧才不合理。

当重大的危机或创伤出现时，人群会出现两类反应：一种是阳性反应，人表现为亢奋、话多等，处于一种激越状态，这种就是高唤醒水平；一种是阴性反应，其应对方式是低唤醒水平，人表现为反应迟缓。

正常的心理反应应该是随着疫情逐渐被控制，高唤醒或低唤醒水平的强度越来越弱，发生的频率也越来越小。在疫情已经得到有效控制的情况下，例如全国各地区已经出现确诊病例 0 增长，人的情绪应该会更加稳定，但是如果此时仍存在高频率的失眠、做噩梦，恐惧感较疫情刚发生时不但没有降低，反而更加严重，那么这种情况就超出了正常范围，甚至可能达到心理障碍的程度，需要本人及家人加以重视，必要时寻求心理医生的帮助。

对于其他类型的应激源也是类似的判断方法。假设突然失去一位亲友，起初各种情绪和身心症状反应都会比较强烈，随着时间推移，就算什么也不做，这些反应也会逐渐减弱直至消失。当然，如果稍加干预，会让自己减少出现其他危机事件的概率，也会让自己用更少的时间平复下来。所以，如果遭遇这种问题，不要排斥求助他人。

长期待在家里为什么特别容易发脾气

之前很多人曾经畅想过非因病还能工资照发的前提下，待在家里是多么岁月静好的事，想想就让人心生向往。但是在新型冠状病毒流行期间，很多人发现待在家里并不如想象中那般美好，不仅不能安静享受假期，还会感觉烦躁不安、火气很大，与家人发生冲突的频率也随之增加。除了疫情变化让人情绪产生波动以外，在家待久了本身确实会引起情绪困扰。

这再一次证实了人是群居性动物的本质，无论你多抗拒过年时七大姑八大姨的询问，在家待久了你甚至会想念她们；平日不想上学的学生也会期待开学；平时总是希望能多陪伴孩子的爸爸妈妈，会因为和孩子相处太久了而无比想念上班的日子；经常催你多回家看看的老人，因为在一起相处久了也开始看你不顺眼……这些情况提示大家很可能处于"舱热症"的情绪状态中。"舱热症"也被称为"幽居病"，是指人们长期处于密闭空间（或相对密闭空间），缺乏与外界接触而产生的不安与易怒状态。

其实，不仅是处在疫情时期人们会感受到这一心理情绪现象，很多高纬度国家和地区进入冬季以后也经常会出现这一现象，原因就是天气恶劣，人们减少外出，在家里时间太久了情绪会容易变暴躁，更容易与家人发生冲突产生家庭矛盾甚至婚姻危机。

2007 年 12 月 31 日，美国驻南极考察站的站员与他人发生恶斗，导致一人重伤。疑是此战员因极寒天气无法外出，且长期处于黑暗当中，因此患上了"舱热症"所致。

无论平时因人际交往产生多少负面情绪，归根到底人们还是需要人际往来，没有人可以完全不需要他人而自己独立生存。那么，既然在家待久了容易烦躁易怒，又不能出门，我们该怎么办呢？

我想请问各位是否曾经有一刻对自己的情绪按下过"暂停键"？停下来反思自己当下和曾经的情绪是否存在不合理？可能您会认为情绪都是对

当下处境和面对事物的一个自然反应，换句话说，只要疫情没有过去大家就会恐惧，害怕自己被感染，这不是很正常的情绪反应吗？可是，所有的情绪都是合理的吗？

如果我们再一次感受到来自家人带给你的负面情绪时，请及时按下情绪的"暂停键"，想一想真的是对方做错了，或者在故意惹恼你，还是你的情绪出了问题？想一下过去对方做了这件事或者说了这句话，你也会像现在这样愤怒吗？如果这种情况在过去发生的话并不会惹恼你，那么非常有可能并不是你家人的错，而是你有可能正处于"舱热症"的情绪状态中。此时，如果能给自己留有理智思考的时间，就会避免那些不必要的争吵。

事实上，如果你能意识到自己此刻的情绪状态似乎出了问题，就更有可能会控制情绪，而不是听从情绪的命令。所以，你需要在发火之前及时对自己的情绪进行反思，盛怒之下是没有机会反思的，看到的都是其他人的"错误"，所以这一剂"心理疫苗"一定得提前打！

相处时间多了，为什么问题也多了

疫情期间，大家都响应号召减少不必要外出，大多数夫妻之间的相处变成了 24 小时无间断、无缝隙模式。按照原有观念，这种相处模式应该会改善夫妻关系。曾有媒体预测，因为经历过疫情的缘故离婚率会降低。正像之前报道的那则新闻一样，之前夫妻俩正准备离婚，但是发生地震时丈夫没有留下妻子独自逃生，而是紧紧拉住妻子的手一起逃生。地震结束后，经历了生死考验的夫妻俩不仅没有离婚，反而像新婚夫妇一样亲密。

发生重大事件时，的确可以看到平时看不到的伴侣的另一面，也会让夫妻双方对情感有更深刻的认识和理解。但同时，也有一些夫妻却在疫情期间感情出现了问题，甚至打算离婚。这种情况给了我们一个提示，存在问题的家庭并不会因为相处时间变长了，矛盾会随之化解、消失，反而会因为突然增加相处时长，矛盾会变得更加突出，离婚的念头更加强烈。

有一家保险公司曾经开展了一项涵盖 1 000 多名英国人的调查，发现英国人一月份待在家里的平均时间为每天 14 小时 48 分钟，和伴侣吵架次数为 20 次；英国人夏天待在家里的平均时间为每天 10 小时 5 分钟，和伴侣吵架次数为 16 次。这项小规模调查得出的结论是：相处时间延长，伴侣之间吵架的次数更多了。

如果希望能够改善夫妻关系，一定要针对性地解决问题，而回避对方重视的问题，一味地用时间来补偿对方往往会适得其反，相处越久，矛盾越多。除了夫妻关系，亲子关系也是同样道理，在一档综艺节目中，一对父子平时在忙各自的工作，很少有时间碰面，节目组于是创造机会让他们有一段单独相处的时间，可是在很长一段时间里父子都沉默着，因为不知道应该和对方说些什么。

可见不管是夫妻关系，还是亲子关系，突然增加相处时间并不会让平日的矛盾和存在的问题消失，反而会使矛盾突出，问题随之增多。

为什么自己容易相信谣言并被其影响

首先，没有人可以做到完全理智判断。诺贝尔经济学奖获得者 Herbert Alexander Simon 曾提出"有限理性"理论，是指人的理性是有限的，我们做不到完全理性，会受到各种因素的影响，从而产生认知偏差。这是谣言产生并传播的基础。即便是搜寻历史中那些伟大的人，也不可能所有时刻都能够做出正确的决定，只是大部分决策正确。例如政治家、企业家甚至是专业的外科医生，都难逃认知偏差。

其次，大脑处于疲劳状态时更容易相信谣言。恐惧和忧思多虑会让大脑处于过度疲劳状态，记忆力下降，影响认知能力和判断能力。判断能力下降就会让谣言乘虚而入，那些不实消息混进来，更容易消耗大量的情绪、精力。所以，过度恐惧会让我们更容易轻信谣言。在这方面，我们可以控制接收信息的时长，避免大脑过度疲劳，提高对信息的判断能力。同时，有针对性地选择高质量的内容和可信度高的信息发布平台，减少大脑的工作量，才能有效减少被谣言戳中的可能性。

最后，谎言比真相更具传播力。美国小说家马克·吐温说："当真相还在穿鞋的时候，谣言已经跑遍了半个世界。"麻省理工学院"社交机器实验室"的科研团队研究了2006年至2017年互联网上超过450万条发送和转发的文章，结果发现真消息传播到1 500名用户手中所花费的时间是假消息的6倍，综合所有数据来看，假消息被转发的概率比真消息高70%左右，所以说被谣言影响并不完全是你的错。

平时人们尚难做到与谣言隔离，每当有传染病流行时则更容易受谣言影响。任何时代暴发传染病都会伴随各种谣言。1910年我国东北地区暴发鼠疫，当时整个东北地区人心惶惶、谣言四起，有人说猫尿可以治病，也有人说烟花爆竹可以驱散病魔，一时间猫尿难求、爆竹脱销。人在过度恐慌的情绪当中，理智判断会受到抑制，所以保持情绪稳定，能够减少被谣言欺骗的可能性，减少不必要的精力和情绪消耗，在某种意义上能够提高我们的抗病能力，因为减少做错事的概率，就等于在无形中对自身的保护。

防病治病方面存在的行动谬误

对于疾病，有人满不在乎，还有人防御过度。有一位患有结肠癌的老者，自觉术后恢复得很好，就无视医嘱不再按期复查。还有一位中年人，因为有冠心病家族史，所以特别担心自己也会得冠心病。虽然平时没有任何症状，每年体检也都一切正常，可他还是隔三岔五就来医院要求做检查。

以上两个例子均属于极端案例，生活中只有很少的人会这样做。但是，面对一些健康问题，很多人是宁可多做些，生怕疏漏了会生病。这是出于怎样的心理呢？

以色列学者巴尔·艾利做过一项统计研究，他回看了大量的足球点球案例，发现射向球门的足球，有 1/3 的概率是球门正中间。也就是说，守门员站在中间，便有 1/3 的机会挡住点球，但是几乎没有守门员会这么做。因为在人的潜意识中，什么都不做是一件很蠢的事情。因此，即使毫无用处，人也会采取行动。这就是行动谬误，是人的一种本能表现。

在生活工作中，人们因多做而产生的不良后果有很多，但是再次遇到或紧急或重要的事件，大多数人还是会继续选择多做。比如有些医学检测指标出现异常，医生会建议患者继续观察，但是很少有人能够控制自己什么都不做，静静等待下一次复查，很多人会选择购买大量保健品，认为吃了总比不吃强。对于原始人来说，遇到猛兽第一个反应肯定是逃跑，虽然社会在发展、人类在进步，但是这种本能依然在影响着我们。可是如果不假思索、不辨方向上来就跑，可能越是努力奔跑，距离正确的终点就越遥远。所以，人们需要纠正行动谬误，才能避免防御过度。

在情绪唤醒和心理焦虑时更容易出现防御过度的现象，这些情绪就像在我们心理上形成了一个噪声背景，在心理噪声的影响下，人们理性思考的能力被削弱，认知偏差被放大，更容易做错事。所以，在行动之前一定要先冷静思考一下如何做对自己更有利。

为什么总觉得简单的操作不能很好地保护自己

试想一下，有一个问题困扰你很久了，你听说有一位医生治疗这种疾病很有经验，结果他给你开的处方是平时特别常见的一种药物，此时你会作何感想，会不会在心里犯嘀咕，对医生的做法产生怀疑？我曾经在心理门诊遇到一位女士，她和丈夫结婚多年一直没有小孩，夫妻双方做了很多检查都提示没有任何问题。她觉得特别失望，认为一定是哪里出现了问题，但是没有查出来。然而就在她马上要放弃自然受孕的时候，却发现自己已经怀孕了。其实这很好理解，因为精神压力过大确实会影响正常受孕。

看到这里，可能有的读者就会思考，这位女士明明已经知道自己和丈夫的身体完全正常，为什么却不愿意相信呢？

那是因为人们面对一个复杂的问题时，总觉得得到的答案过于简单，因为人们在潜意识当中会认为，一个复杂的问题与之匹配的应该是同样复杂的答案，最好是其他人没有想到的，认为只有这样的答案才有价值。

想起一个故事，20世纪初，美国福特公司正处于高速发展时期，客户的订单快把福特公司销售处的办公室塞满了，每一辆刚刚下线的福特汽车都有许多人等着购买。突然，一台电机出了毛病，几乎整个车间都不能运转了，相关的生产工作也被迫停了下来。公司找来大批检修工人反复检修，又请了许多专家来检查，可怎么也找不到问题出在哪儿。这时有人提议去请著名的物理学家、电机专家斯坦门茨帮助。斯坦门茨仔细检查了电机，然后用粉笔在电机外壳画了一条线，对工作人员说："打开电机，在记号处把里面的线圈减少16圈。" 工作人员按照斯坦门茨的建议处理之后，电机果然恢复了正常，福特公司需要为此支付斯坦门茨1万美元的酬金。

简简单单画了一条线，竟然要这么多钱？要知道当时福特公司最著名的薪酬口号就是"月薪5美元"，这在当时是很高的工资待遇，1万美元相当于当时一个普通职员100多年的收入总和。这就是著名的"画一条线，1美元；知道在哪儿画线，9 999美元"的故事。

千万不要小看一些看似简单、平常的操作，比如在传染病流行期间，学会正确洗手就能为你提供非常强大的保护。

想要获得健康和更好的生活质量，心理情绪问题不容忽视。说到底，心理疫苗并不是一支真正的针剂，而是更广义的心理和认知基础，一种正确看待健康和疾病的心态，以及解决问题的行动力。能够在问题出现之前稍加思考和练习就可以在问题发生时更加有力地控制情绪，找到正确的应对方法。成功地应对了一个难题或者危机后，我们就会增加信心更好应对其他挑战。所以，并不是问题变少了，或者难题变简单了，而是我们更加强大了。希望我们能给自己"注射"一剂心理疫苗，获得心理免疫能力，从而以最佳的心态来面对问题，用正确的方法解决问题。

平衡肠道微生态

维护肠道微生态平衡是改善免疫力的重要举措，已被学术界所认可。在新型冠状病毒肺炎防治中，李兰娟院士提出的"四抗两平衡"中的一个平衡就是"维持微生态平衡"，后来被写入了临床诊疗指南。

著名的哲学家尼采曾经说过："那些杀不死你的，终将使你更加强大"。如果用这句话来形容微生物与免疫力的关系，真是再合适不过了。

共生微生物是人体的"隐秘居民"

我们知道，微生物通常指个体微小的生命形式，小到不用显微镜就根本看不见，常见的有细菌、病毒等。虽然它们个体微小、结构简单，但是数量庞大。据估计，地球上仅细菌的数目就在 10^{30} 以上，它们加起来的总重量与地球上动植物加起来的总重量大体相当。在地球的生态系统中，微生物具有不可替代的重要作用。

虽然我们看不见微生物，但生活中无处不是微生物的踪迹。在我们时刻呼吸的空气中、每天饮用的自来水中，以及每一次触碰的物体表面，没有一个地方没有微生物的存在。换句话说，我们生存的环境从来就不是一个无菌培养箱，每个人在日常生活中都得与看不见的微生物打交道。

微生物在地球上存在的历史远比人类存在的历史要长得多。所以，整个人类历史从来就是与微生物不断打交道的历史，然而人类认识到微生物的存在不过是最近几百年的事情。换句话说，如果将人类的历史浓缩到一天，人类对微生物的认识还不足十分之一秒，可就在这不长的时间里，我们对微生物的认识却发生了几次反转。

首先，最初意识到微生物存在的时候，人们十分害怕，用超脱自然存在的形象来指代它，认为微生物等同于瘟神。后来，人们发现微生物是一种生命形式，并不能无中生有。消毒、灭菌等手段可以杀死微生物，从而避免微生物可能带来的疾病。近些年来又进一步研究发现，过于干净的生活环境反而会招致过敏、免疫力低下等疾病的发生。

这些反转反映了人类对微生物认识的不断深入。微生物虽然会导致人类发生各种疾病，如肺结核、鼠疫、新型冠状病毒肺炎等，但是它们中的大多数通常是人类的朋友。人与微生物长久地相处，形成了微生物与人体和谐共存的局面，从而对人的健康大有裨益。

人体体表共生微生物的种群庞大，它们主要生活在人的肠道、呼吸道、体表和生殖道（阴道）等各个部位。根据最新的计算，仅在肠道内生存的微生物细胞数目就有约 10^{13} 个，与人体细胞数目基本相当。

当英俊或漂亮的你站在我面前，你首先代表着本人，此外还代表着体内数不清的"隐秘居民"。正因为此，科学家现在将共生微生物形容为人体的"新器官"，而共生微生物的基因组则被称为人的"第二基因组"。

从呱呱坠地的那一刻开始，每个人都会不可避免地接触环境中的微生物，并逐渐拥有自己的共生微生物。共生微生物的结构会随着人体的发育而不断演化，一个人在婴儿、成年和老年阶段拥有不一样的共生微生物，但是在一定时间内人的共生微生物是相对稳定的。

为什么说肠道是人体最大的免疫器官

肠道犹如身体里的"母亲河"，除了是人体重要的消化器官外，也是人体最大的内分泌和免疫器官，还拥有自己独立的神经系统。我们首先来看看肠道中的共生微生物对免疫力的贡献。

肠道共生微生物一般被称为肠道菌群。肠道菌群利用膳食纤维，生成一些短链脂肪酸，包括乙酸、丁酸这样的小分子有机酸。短链脂肪酸虽然是肠道菌群的代谢废弃物，但是对于我们人类来说却是必不可少的营养物质，为肠道新的表皮细胞生长提供必需的营养，帮助肠道上皮形成黏液层，从而组成了体内第一道免疫防线。保持黏液层的厚度，可以让一些能致病的"坏"细菌无机可乘。乙酸和丁酸还可以起到减轻炎症、增加饱腹感的作用。

此外，肠道菌群可以利用肠道内的养分进行发酵，产生的热量是人体维持体温的重要热源；同时，一些不能被人体消化系统分解的物质（如膳食纤维）可以被细菌分解利用，合成必需氨基酸和维生素等营养成分，被人体吸收利用。维持体温、保证营养，肠道菌群首先为人体免疫力打下了物质基础。

肠道菌群还是锻造免疫力的"专业蓝军"。正是因为有肠道菌群的存在，人的免疫力大军才能时刻枕戈待旦，对可能的病原入侵保持警惕。健康的肠道菌群中虽然没有大量的病原菌，但可能包括病原菌的近亲。虽然不致病，但是肠道中非病原菌可以促进免疫系统产生一种抗体，而这种抗体反过来可以作用于致病菌，从而起到一种类似"疫苗"的作用。而且，健康的肠道菌群还能与不同的免疫细胞进行"友好交流"，帮助维持免疫系统的平衡与和谐。

微生物菌群如同一个"大社会"，不同的微生物之间存在相互制衡的关系。肠道菌群中的有益菌（如双歧杆菌和乳酸杆菌等）、有害菌（如产气荚膜梭菌中的某些物种）在身体内总是在做"拔河比赛"，维护着肠道内的菌群平衡。微生物之间的相互作用是肠道菌群免疫力的又一个体现形式。

人食五谷杂粮，难免会吃坏肚子，但是并不一定会发生明显的病变。可能的一种情况就是吃进去的病原微生物难以在肠道中立足，不能扩大自己的种群，导致入侵失败。

"生态位"理论认为，每个微生物的物种都对应一种生态位，而生态位在肠道中是有限的。如果一个生态位被先来的物种占据，那么后来的物种就难以立足了。这就好像一张餐桌只有十个座位，刚好够十个不同的微生物一起吃饭，再来一个就没位置给它吃饭了。这种作用导致了肠道菌群中的"原住民"微生物对外来病原菌的抑制，即"定植抵抗"，是肠道菌群提供的另一种类型的免疫力。

阴道菌群

阴道菌群也有自己的独特本领，健康女性阴道中乳酸杆菌的相对丰度超过 70%，能够维持阴道的酸性环境，抑制外来微生物的生长。类似的皮肤菌群也能够帮助维持体表的弱酸性环境，这道屏障是人体天然免疫的重要组成部分。

肠道菌群失衡的后果

健康的肠道菌群对人体健康多有裨益，而菌群微生态失衡则会带来各种疾病。在最近的十多年间，肠道菌群对人体自身免疫力和健康的影响不断被揭示出来。现在，除了炎症性肠病、肠易激综合征这些肠道疾病，肠道菌群失衡与肥胖、过敏、肠癌、阿尔茨海默病、肝炎和糖尿病等疾病之间的关联也已经取得了广泛共识。

炎症性肠病和肠易激综合征是令现代人饱受折磨的胃肠道疾病。这两种疾病是两种不同的疾病，但都与压力、环境、饮食等有关，主要的症状是肠道不适或者疼痛，患者的肠道菌群是不正常的。2017 年，全球共有 680 万炎症性肠病病例。1900—2017 年，年龄标准化后的炎症性肠病患病率从 79.5/10 万上升到 84.3/10 万。调查数据显示，英国的炎症性肠病患病率比过去提高了 3 倍。在中国，总体炎症性肠病发病率与国内生产总值呈正相关，南方的发病率高于北方，东部发病率高于西部。

肥胖与菌群的联系可以用一个非常经典的实验来描述。这是发表在2013年第341期《科学》杂志上的一个研究。在这个研究中，分别将一对体型不同的双胞胎女孩的肠道菌移植到同样的小鼠中，结果移植了胖女孩肠道菌的老鼠长成了胖老鼠，而移植了瘦女孩肠道菌的老鼠长成了瘦老鼠。在整个过程中，老鼠是同样的老鼠，吃的也是同样的食物，双胞胎女孩也是同卵双胞胎。只有菌群和胖瘦的差异联系了起来。已经有大量的研究探讨了肥胖患者的肠道微生物菌群失衡现象。初步研究发现，在人体重要的共生菌中，除了拟杆菌门和厚壁菌门与肥胖相关外，还有许多其他微生物也与肥胖相关。另外还有研究发现，克里斯滕森氏菌科在苗条的人群中含量较高。

糖尿病已经成为了全球健康挑战，不仅困扰着美国这样的发达国家，也困扰着中国这样的发展中国家。在糖尿病患者的肠道中，由于能够产生短链脂肪酸的细菌数量和种类多样性是比较低的，导致肠道内短链脂肪酸产量严重不足，从而造成肠道上皮细胞的更新缺陷，加重肠道炎症反应，造成胰岛素抵抗。糖尿病的高发主要是人们的膳食结构发生变化造成的，其中一个因素是摄入的膳食纤维不足。中国的膳食指南中推荐每个人每天摄入30g膳食纤维，而实际上生活在发达城市的现代人平均每人每天摄入的膳食纤维还不到15g。膳食纤维摄入不足可能通过改变肠道菌群提高了糖尿病的发病率。

大肠癌发病率升高与高脂饮食摄入过多密切相关，同时也是细菌推波助澜的结果。通过分析正常肠道，以及癌前病变到大肠癌的发生过程，可以发现有一些细菌的含量会显著上升。比如具核梭杆菌经常在大肠癌的肠道里扎堆生长，通过检测具核梭杆菌的含量，甚至可以用来筛查大肠癌，一些研究指出其准确率约为80%。

以上这些例子都说明了肠道菌群的健康是人体健康的重要保障，而肠道菌群一旦失衡，则有可能引发疾病。

如何维护肠道菌群的微生态平衡

要回答这个问题，我们需要先了解哪些因素会影响肠道菌群的平衡。

首先，遗传因素可以影响肠道菌群的建立。从菌群的角度出发，遗传可分为"血脉"和"菌脉"的遗传。前者是不能改变的，后者则是可以干预的，例如通常情况下，自然分娩的婴儿较剖宫产生下的婴儿拥有更健康的肠道菌群。

其次，饮食是影响肠道菌群的重要因素。饮食不仅为人体提供了所需的营养，也是肠道菌群的"口粮"。我们提倡富含膳食纤维的全面均衡的饮食结构，能够帮助提高肠道菌群的多样性，提高其抵御外来病原微生物的能力。如果偏重于吃精加工食品，则可能会养出一批"好吃懒做"的菌群，不仅降低免疫力，甚至还会引起菌群中的有害菌过度增殖，引发疾病。这就是近些年营养学家倡导多吃粗粮的原因。

再次，要避免滥用抗生素。现在常用的抗生素（如头孢类、青霉素类抗生素）大部分是广谱抗生素，对整个肠道菌群的伤害很大，所以抗生素的使用需要严格遵循医嘱。研究表明，经过抗生素处理后的肠道菌群，在用药后一段时间能够逐步恢复。

最后，积极运动、保持良好的心态对肠道菌群微生态也大有益处。

从"不干不净，吃了没病"说起

"不干不净，吃了没病"的卫生假说有点传奇，它是英国科学家在1989 年提出的，说的是如果孩子在发育早期接触的传染性病原体、共生微生物（如肠道细菌）太少，就比较容易得过敏性疾病。原因是这限制了免疫系统的自然完善过程，特别是让免疫耐受的建立产生缺陷。

那什么是免疫耐受呢？举个例子：正常人的免疫系统很早就"认识"

花粉，花粉来了，免疫系统不会启动反应，这就是免疫耐受；而花粉过敏的人和正常人的最大区别是他们的免疫系统"不认识"花粉，只要一丁点儿花粉，就可能启动强烈而不必要的反应，让人很痛苦，这就是免疫不耐受。

如果不是花粉而是细菌呢？同样会出现类似的情况。由于过于洁净的生活环境，消毒剂、抗生素的使用和对寄生虫的消灭等，使得现代人较过去更少暴露含有病原体的环境中，这就导致人的免疫系统过于敏感，容易患上过敏相关的疾病，包括过敏、哮喘和炎症性肠病等。科学研究发现，相比西方的孩子（卫生条件良好，严格接种疫苗），非洲的孩子（卫生环境恶劣，感染寄生虫）能更好地抵御过敏性疾病；同样是西方的孩子，在农场长大的则更少发生过敏或哮喘。

对孩子性格影响最大的一般是家人的性格，对孩子体内微生物影响最大的可能是家人体内的微生物。创造一个微生物友好的环境，比一个干净的环境可能对孩子的未来更有益处。一些可能的措施包括与大自然的亲密接触，或者养一两只宠物等，宠物可以在与孩子玩耍的过程中为孩子带来一些丰富的微生物类群。

当然，接触微生物要有节制，特别是对于年纪尚小的孩子来说，经常用清水洗手、不吃脏东西等卫生习惯要保持。

如何判断自己的肠道菌群是否健康

现在我们通常可以使用基因测序的方法来检测肠道菌群的组成。测序的技术可以分为两种，一种是基于核糖体 RNA（rRNA）的单基因扩增子测序，一种是基于宏基因组技术进行的鸟枪法测序。

rRNA 就像是微生物的身份证号码，知道了 rRNA 的序列就等于摸清了细菌的籍贯，相当于把肠道菌群的家谱给弄明白了。常见的 rRNA 测序通常会选择 16SrRNA，而真菌则会选择 18SrRNA 作为标记物。

"酸奶长寿"理论和益生菌的前世今生

有这么一类微生物，当它们活着被人体摄入后，会给人体带来健康益处，比如调理肠道健康、促消化、缓解便秘、改善免疫力等，人们称这类微生物为益生菌。

说到益生菌，不得不提起"益生菌之父"梅契尼柯夫。他是俄国著名科学家，1908年诺贝尔奖获得者。1903年，梅契尼柯夫最早开始研究衰老与长寿的关系。当时，他发现生活在保加利亚的百岁老人很多，而他们每天都饮用酸奶。于是他把这些老人健康和长寿的原因归功于当地广泛食用的保加利亚酸奶中的微生物，并将这种酸奶中的微生物命名为保加利亚乳杆菌。虽然他提出的"酸奶长寿"理论一直存在争议，但也正是他提出了乳酸菌维护肠道健康的概念。乳酸菌作为最经典的益生菌，以及保加利亚乳杆菌作为应用最广的酸奶发酵菌株一直流传至今。

哪些食物中含有益生菌

在日常生活中，很多发酵食品中含有益生菌。除了前面介绍的酸奶，常见的发酵食品还有泡菜、腐乳、米酒、生啤、奶酪等，发酵食品一直是益生菌的重要食物来源之一。

近些年来，由于人们逐渐认识到其中的益生菌成分可能会对健康带来一些好处，发酵食品开始吸引更多人的注意。国外的一些足球运动员甚至会饮用泡菜汁来缓解剧烈运动后引起的肌肉疼痛。除此之外，还有一些具有独特地域特征的发酵食品被更多人接受。

红茶菌：又名"海宝"或"胃宝"，是中国一种有着悠久历史的民间传统酸性饮料，它的历史可以追溯到公元前220年左右中国的东北地区。在民间，被认为是一种能够延年益寿的饮品。它是用糖、茶、水加菌种发酵产生的一种饮料，发酵使用的菌种是细菌和酵母的共生群落，包括乳酸菌、酵母和醋酸菌等微生物。

开菲尔：是一种经过发酵、富含益生菌的饮料，它起源于黑海和里海之间的北高加索地区。开菲尔以乳制品为生产原料，不但口味上有点儿像酸奶，同时还含有大量的蛋白质、钙、B 族维生素、钾和益生菌。不过，它与酸奶并不相同，它是利用酵母和细菌的混合物在室温下进行发酵的，而酸奶仅使用了细菌发酵。

丹贝：是由根霉菌发酵而成的一种食物，起源于印度尼西亚，可以用任何豆类、种子甚至面条制作。丹贝一般用大豆制成，主要有两种成分，即豆类和发酵物。没有经过巴氏消毒的丹贝可能含有益生菌，食用后可能对健康有益，不过大部分商业化的丹贝产品都会进行巴氏灭菌，所以可能不再含有活的益生菌。

应该选择那些含有益生菌的食品吗

既然含有益生菌的发酵食品对健康有益，那么是不是应该多食用此类发酵食品呢？作为具有悠久历史的传统食品，它们本身是安全的，且对健康的益处可能是客观存在的。但是，我们认为总体上没有必要过量食用这些食品。在过去，这些食品通常并不会被过多食用，在未来也应当保持饮食结构的一贯性。刻意的改变对于健康而言可能弊大于利。比如，康普茶本身是酸性饮料，长期饮用可能会造成牙齿损伤等不利影响。除此之外，婴幼儿、老年人等特殊人群在选择含有益生菌的产品之前最好先咨询医生。

日常生活中需要额外补充益生菌吗

在临床上医生有时会出于治疗疾病的需要为患者补充一些益生菌，包括酵母菌、枯草杆菌、双歧杆菌、嗜酸乳杆菌和嗜热链球菌等。像酵母菌这样的益生菌，我们对其利用的历史已经相当悠久，很多传统食品，如馒头、白酒等的制作过程中都有酵母菌的身影。但是，日常生活中人体补充益生菌的效果事实上尚不明确。

这是因为肠道菌群本身是一个稳定的生态系统，一方面，补充的益生菌可能无法在肠道中稳定存在；另一方面，如果益生菌过度增殖甚至还可能破坏原有的微生态系统的稳定性。对于普通人来说，吃一些外来的益生菌不如"养"一些自己的益生菌，即通过合理的膳食和生活习惯来提高自己肠道菌群的多样性，让自己的菌群中多一些益生菌"原住民"。

孩子需要补充益生菌吗

婴儿肠道菌群的多样性较成人低很多，而且处于构建肠道菌群的基础阶段。自然分娩的婴儿，从产道中就获取了第一批肠道菌群。母乳喂养的婴儿，可以从母乳中以及母亲的身上获取第二批肠道菌群。对于不能实现母乳喂养的婴儿来说，他的益生菌实际上是缺乏的，不利于婴儿消化系统和免疫系统发育。所以，在一些婴儿配方奶粉中，经常会看到添加益生菌和益生元的宣传。应该说，添加符合国家标准的益生菌成分，总体上是安全和有效的，这或许有助于提高婴儿的消化能力、促进肠道的发育、维持肠道微生态的健康。不过相关科学研究证据尚比较缺乏，在给孩子选择益生菌的时候建议家长要仔细留意相关菌株是否有临床科学研究的证据。

对于稍微大一些的孩子来说，肠道菌群还比较稚嫩，所以较成年人更容易出现消化不良的症状。在这个时候适当补充益生菌可能会有一定程度的改善，但是家长依然要注意相关益生菌菌株是否具有临床有效的证据。

在临床上，修复肠道微生态失衡经常会用到益生菌补充剂。例如小儿腹泻时，经常会用到一种含有枯草杆菌的益生菌药物，其可能的作用机制是通过修复肠道微生态，抑制引起腹泻的病原微生物的生长。

总体上补充益生菌对孩子可能是有益的，但是我们仍然建议在补充前家长应咨询医生的意见，并且不要过度扩大补充益生菌能够带来的健康获益。

死的益生菌有效吗

过去，一直认为活的益生菌数目越多，其功效就越好。但是最近也有一些研究表明，益生菌的功效不一定与益生菌的活力存在必然联系。

2016 年，比利时科学家在研究一种名为 Akk 的新型益生菌的时候，将 Akk 菌灭活后喂给小鼠，发现灭活的 Akk 菌居然减少了小鼠的脂肪量、改善了胰岛素抵抗和血脂异常的症状。受此启发，他们又在 2019 年将 Akk 死菌和活菌分别交给 40 名肥胖的胰岛素抵抗志愿者服用，发现不管是死菌还是活菌都能够改善胰岛素抵抗、降低血脂，同时还能够降低体重。

这项研究带给我们一个重要启示，即益生菌的功效不一定与益生菌的活力存在必然联系。如果死菌能够同活菌一样给人体带来好处，那么死菌的优势将是非常巨大的。这是因为如果活菌在体内过度繁殖，可能引起肠道菌群的紊乱或者继发感染，而死菌则不会有引起感染的风险。

二代益生菌是什么

像乳酸菌、酵母菌，以及经常听到的双歧杆菌等益生菌使用的历史十分悠久，主要用在传统食品中，它们的种类和功能比较单一，统称为一代益生菌。与之相比，二代益生菌则包括更多新的物种，且严格按照药物的开发流程进行，未来可用于预防和治疗人类疾病。因此，二代益生菌被称为微生物药物。

二代益生菌与传统益生菌存在三点差异：

新：往往是新物种，不同于传统益生菌如乳酸菌、双歧杆菌等。

药：即二代益生菌本质是生物药，按药品研发流程实施，需要做严格的临床试验，有明确的适应证。

难：主要体现在研发难、获批难。

要获批一个二代益生菌的生物药，前期需要对益生菌的各项生物活性进行评估，包括抗药性、基因组特性。首先开展动物或者细胞实验，弄清生物药发挥作用的机制。还需要进行长期的、分阶段的临床试验，显示出对适应证的改善，并且没有不良反应。经过上述环节，最终才能获批上市。这一个过程至少需要几年。正是由于开发流程严格，二代益生菌可以说是益生菌产品的未来和标杆，但是这一流程显然需要花费更多的时间，所以当前在世界范围内上市的二代益生菌还寥寥无几。

什么是益生元

除了益生菌，益生元也被认为有利于维持肠道微生态。简单来说，益生元就是菌群的食物，能够被肠道中的微生物选择性代谢，并帮助它们生长和繁殖。所谓的选择性代谢就是说益生元本身不会被人体吸收，但是可以被细菌利用。原本对人体无用的东西，经过微生物的转化，变成了有益于身体健康的物质，这样的东西就是益生元。

益生元主要为不可消化和水解的碳水化合物，而且主要是低聚糖，比如果糖寡糖、半乳糖寡糖、大豆寡糖、环糊精、葡萄糖寡糖、木糖寡糖、乳果糖、乳蔗糖以及异麦芽寡糖等，这些碳水化合物具有到达人体肠道远端的能力。

近年来的研究发现，母乳中存在的低聚糖，也就是人乳低聚糖，对婴儿的健康有一定益处，同时也是一些有益细菌的食物。它能促进有益菌（拟杆菌和双歧杆菌）的生长，并抑制大肠杆菌、空肠弯曲杆菌和幽门螺杆菌等病原体的黏附。因此，某些人乳低聚糖被视为重要的益生元，添加到婴幼儿配方奶粉中。

除了上述两类物质外，一些多糖（如菊粉）以及某些膳食纤维也是益生元。了解了这些，我们在日常饮食中就要更加注意了，不仅要为自己做份好食物，还要为体内的微生物选择一份不错的口粮。通常情况下，由多种水果、蔬菜、全谷物食品和发酵食品组成的饮食就可以让我们获取足够的益生元，而且这将比益生元补充剂的选择更加丰富多样、经济实惠。所以，对大多数人而言，吃好喝好始终是改善免疫力的重要手段之一。

后生元和合生制剂

菌群分泌、修饰或降解的小分子就是后生元，可调控宿主健康，像肠道菌群分泌的短链脂肪酸，便是后生元的一个典型代表。益生菌和益生元等多种组分混合在一起，制成的就是合生制剂，其中的益生元可以作为益生菌的食物，提高益生菌的存活和功效。

宏观健康和微观健康

在上文中，我们强调了微生态平衡在维持人体免疫力和健康方面的巨大价值，也介绍了益生菌、益生元等多种进行肠道菌群干预的可行手段。近些年的研究表明，这些方法对于维护肠道微生态平衡总体上是行之有效的。但是，需要特别提醒的是，我们在重视微生态平衡，即微观健康的同时，一定不要忘记宏观健康。

什么是宏观健康呢？我们认为，一个人拥有强健的体魄、良好的精神面貌、积极的生活态度，在精气神上拥有好的基础，就是宏观健康的一部分。日常生活中，保持合理的生活习惯、平衡的膳食和适量的运动，也是宏观健康的重要组成部分。只有打好了宏观健康的基础，持续地改善微观健康才能有意义。否则，便是无本之木，无源之水，难以持续，甚至会适得其反。片面强调微观健康，就好像你去住院治疗的时候，医生只检测肠道菌群而不去关注体温、心率、呼吸、血压这四大生命体征一样可笑。

要做到这一点，就要做到正确看待益生菌、益生元等对健康的作用。首先，很多研究都提示，益生菌、益生元等具有较强的个体特异性。一种益生菌对一个人可能是有益的，而对另外一个人则可能是无效甚至有害的。这是因为不同的人肠道菌群结构不同，对同一个益生菌物种会产生不同的效果，益生元同样如此。其次，要避免过犹不及。大量、长期补充益生菌和益生元对健康可能不但不会有益，还会有所损害。如果感觉身体不适，还是应当及时咨询医生，寻求专业的帮助，而不能自行处理，错失治疗的最佳时机。

对于琳琅满目的益生菌和益生元产品，我们希望您能够以平常心对待，在认识到其潜在益处的同时，更多地把它们当成一种选择上的可能性，而不要片面强调其可能带来的益处。例如，对于一个健康人来说，喝饮料始终不足以替代喝水。即便是含有益生菌和益生元的饮品，可能同时也含有更多的对健康产生不利影响的成分，如糖分等。我们更加提倡低脂高膳食纤维饮食，因为这样有利于增加肠道菌群的多样性和稳定性。

作为一个最近十多年刚刚发展壮大的学科，以肠道菌群、益生菌、益生元等为代表的人体共生微生物生态学研究方兴未艾。虽然我们已经认识到肠道菌群与疾病和健康之间关系密切，但是肠道菌群异常通常只是引发疾病的因素之一，且对于肠道菌群的研究仍处于早期阶段，肠道菌群领域广泛存在着各种乱象和利益冲突。

在"健康的菌群究竟长啥样"这一根本问题还未得到有效解答的当下，"肠道菌群失衡/紊乱"等名词被滥用，成为诱导消费者和患者购买产品的概念，这是需要警惕的问题。

在这样的背景下，普通的消费者更应该保持理智，避免去购买一些过度炒作和包装的产品，而多去关注产品的科学性，多关注产品可能拥有的大规模临床试验结果，而对过度解读细胞、动物试验等结果的产品保持警惕，同时还要重视相关实验提示的副作用、风险等。

和免疫力相关的常见误区

改善免疫力，将其维持在最佳状态，如同为人体构建了一道抵御病原体的城墙，是目前维护健康最有效的办法。

可是，砌墙也有讲究，如果方法不得当，就算不被病原体感染，自己也会把自己搞得一塌糊涂。所以，下面的一些误区一定要了解清楚，不然可能适得其反哦！

药物和保健品

改善身体免疫力，会吃很重要，然而说起吃，人们往往第一时间想到的是吃药品或者保健品，那么吃这些真的可以改善免疫力吗？

用中药的"四不行"

乱吃不行、心急不行、过量不行、一方多用不行。

常言道"是药三分毒"，如果认为中药是纯天然、无任何毒副作用的，把喝中药当成家常便饭，显然是错误的。中药药性千差万别，建议根据个人体质，在正规中医医师和药师的指导下服用，否则不仅无法改善免疫力，反而可能会适得其反，导致疾病的发生。中药起效时间往往比较慢，有些要长期坚持服用，这就更需要有专业的医生在服药的过程中把关。

面对营养保健品要保持理智

以下这些常见的保健品，可能对部分人群有益，但需要在专业人士的指导下合理使用。

牛奶和牛初乳：因含有丰富的营养物质，牛奶和牛初乳成为了保健品市场的宠儿，其含有优质蛋白质，尤其是大量的免疫分子和长生因子，如免疫球蛋白、乳铁蛋白、溶菌酶、类胰岛素生长因子、表皮生长因子等，经科学实验证实具有免疫调节、抑制多种病菌生理活性的作用。

益生菌：是一类对宿主有益的活性微生物，定植于人体肠道、泌尿生殖道内，能产生确切的健康功效，从而改善宿主的微生态平衡，发挥有益作用。益生菌可以通过刺激肠道内的免疫功能，将过低或过高的免疫活化状态调节至正常，同时还有促进肠胃消化吸收、预防各种疾病的作用。

维生素：是人和动物为维持正常的生理功能而必须从食物中获得的一类微量有机物质，在人体生长、代谢、发育过程中发挥着重要的作用，对人体来说是非常重要的。在机体感染时，白细胞内的维生素 C 水平急剧减少，补充维生素 C 可增强中性粒细胞的趋化性和变形能力，提高杀菌能力，对于缺乏维生素 C 的特定人群可以起到提高免疫力的作用。

蛋白质粉：白细胞是人体的免疫细胞，它与抗体的合成都需要蛋白质。只有蛋白质充足，当碰到体外异蛋白入侵（比如细菌和病毒），身体才会有充分的资源来启动免疫系统，制造抗体和白细胞进行对抗。对于蛋白质营养不良人群，补充足量的蛋白质可以起到改善免疫力的作用。

辅酶 Q10：是生物体内广泛存在的脂溶性醌类化合物，具有抗氧化、清除自由基的功能，能预防血管壁脂质过氧化，保护心脏。是细胞呼吸和细胞代谢的激活剂，也是重要的免疫增强剂。

螺旋藻片：螺旋藻的化学组成具有高蛋白、低脂肪、低糖的特点，富含多种维生素和微量元素，其中的活性物质营养价值极高，能改善人体内的免疫力，帮助免疫系统抵御病原体的入侵。此外，螺旋藻中含有的超氧化物歧化酶能有效清除自由基，具有调节机体代谢的功能，但人在服用后是否能够取得这样的效果，还需要进一步临床试验的验证。

虽然市面上有各种各样号称能够"提高"免疫力的保健品，但是对于没有先天性免疫缺陷的人，没有必要通过各种营养品来"提高"免疫力。虽然有些市售保健品宣称可以"提高"免疫力，有的用个案有效替代群体有效，但是对于特定人群或个人是否真的能够"提高"免疫力，目前还没有统一结论，可能只是图个心理安慰罢了。

保健品的常见骗术

针对消费者渴求健康的心理，一些商家经常通过夸张和虚假的宣传，将一些替代品或药品作为保健品销售，误导消费者。现在我们就来分析一下保健品销售中的常见骗术。

似是而非的引诱：将具有补血、造血功效的中药宣传为可以补充免疫细胞，进而提高免疫力，用"知名研究机构""顶尖科学家""高端科研实验验证""宫廷秘方"等虚假宣传营造出产品的稀缺性和疗效的神奇性，以此误导消费者。

扭曲概念的夸张：将普通成分夸张地宣传为"多种纯中药""纯植物""草本提炼"，放大了成分的天然属性，让消费者误以为"对身体有益且无副作用"，取得信任感。众所周知，是药三分毒，所谓的纯植物成分也非天然无公害，只是商业化包装而已。

误解常识的漏洞：将热词推为商业新宠，例如"排毒""淤堵排湿""免疫自愈""酸碱体质"等，加上"专业机构推荐""外国政府认证"等字眼，让消费者上当受骗。

编造案例的传奇：如虚假或错误引用案例，加上患者合照及明星、政要效应，让消费者深信不疑。但我们要知道，任何奇迹都不会随随便便就发生。

免疫力的强弱

生病是因为免疫力太低吗

这个观点是错误的，生病往往是多因素综合作用的结果。随着现代医学的发展，在我国，天花、鼠疫、霍乱、伤寒等烈性传染病大多已被控制或消灭，但一些感染性疾病，如感冒、乙型肝炎、泌尿道感染等还时有发生，这些疾病虽亦因细菌、病毒等病原体感染引起，但传染性或致病力不强，故患者无须隔离，通过我们增强体质、注意卫生，机体自身的免疫力可以让人们预防和抵御这些病原体的入侵。

免疫力是越强越好吗

如果一个人经常出现一些过敏反应或者患有自身免疫性疾病，则说明其免疫力可能太强。专家表示，免疫力过强的人，身体会比其他人更敏感，导致机体发生变态反应，即通常所说的过敏反应，比如鼻炎、过敏性哮喘、荨麻疹等。对于这种情况，首先应避免接触过敏原，如果发生过敏反应，要及时去医院诊断、治疗。

当人体免疫力过强时，机体免疫系统还会产生许多"抗"自身组织的"抗体"，正如"大水冲了龙王庙"所形容的，人体反而因自身免疫细胞攻击自身正常组织和器官而生病。这类疾病过去多被称为结缔组织病或胶原性疾病，如今则多将其归为风湿性疾病，包括红斑狼疮、风湿热、类风湿关节炎、白塞病、干燥综合征、皮肌炎、硬皮病、血管炎等。还有许多疾病，如肺纤维化症、免疫性肝病、肾病综合征、1型糖尿病、血小板减少性紫癜等的发生机制也涉及此类"自身免疫"的作用。

由此看来，只有将人体的免疫力调节至正常水平，才能更好地保护人体健康。针对免疫力过强的情况，医生不仅不能为患者继续提高免疫力，在治疗时还会使用免疫抑制剂，如果一味强调提高免疫力，那么对这些患者不仅无益，反而有害。

总之，人体的免疫力是一把双刃剑，平衡就好，过犹不及。拥有健康的生活方式，比如饮食均衡合理、经常锻炼、不熬夜、保持积极乐观的心态等，免疫力自然会调节到平衡合理的状态。

病毒感染与炎症因子风暴

发生炎症因子风暴应该有两个条件：一是病毒量足够多；二是免疫反应足够强。这样的患者往往病情比较危重，而且多相对年轻且免疫功能健全。

当大量的病毒颗粒经呼吸道黏膜进入并扩散至其他细胞，并在细胞内无所顾忌地复制它的子代时，人体的免疫系统当然不会听之任之、坐视不管。免疫系统会通过激活大量的免疫细胞以及释放数量庞大的炎症因子进行强烈反击，产生一系列严重的、紊乱的炎症反应。这种剧烈的全身炎症反应被称为炎症因子风暴或细胞因子风暴。

炎症因子风暴可以视为机体发出的"呼救信号"，或者"号召令"。发生炎症因子风暴时，免疫系统"火力全开"，杀敌无数但也损伤了自己。当这场"风暴"超过了机体所能够承受范围，器官功能就会受到影响，甚至出现脏器功能衰竭或死亡。如影响到肺，就会出现弥漫性肺泡损伤，Ｘ线上表现为"白肺"，患者呼吸窘迫；影响到心脏，就会出现心肌细胞肿胀、间质出血等，患者心力衰竭；影响到大脑，就会出现脑组织弥漫性充血、水肿、坏死，患者昏迷。

正如每一枚硬币都有正反两面一样，炎症因子风暴虽然有其正面的作用，但也给机体带来了危害，甚至死亡，所以避免炎症因子风暴对机体的伤害也就显得非常重要了。

生活习惯能否影响免疫力

生活习惯会极大影响机体的免疫力。研究表明，睡眠不仅是生理规律、生物节律，更是自我修复和对抗感染的重要手段。经常熬夜，睡眠时间不足会导致体内免疫细胞数量减少。芝加哥大学的研究人员发现，相对于每天睡 7~8 小时的人，每天只睡 4 小时的人血液里的流感抗体滴度只有前者的一半。也就是说，睡眠减少，会降低人体对流感疫苗等的反应，导致保护性抗体滴度下降。关于感染风险，短期睡眠持续时间可预测肺炎风险（每晚睡眠 <5 小时）和对常见感冒的易感性（每晚睡眠 <6 小时）。在对约 23 000 名成人进行的回顾性研究中发现，那些持续短睡眠的人（每晚睡眠 <5 小时）在过去 30 天出现感冒或感染的可能会有增加。熬夜可以导致机体免疫力下降，因此建议保持良好的睡眠习惯和充足的睡眠时间。成年人较好的睡眠时间是晚上 10 点，睡眠时长是 7~8 小时。

个人的清洁和卫生对于免疫力也至关重要，例如经常用清水、肥皂洗手，在条件不允许的情况下可以使用免洗洗手液洗手，个人的清洁和卫生是抵抗病毒传播的关键。

吸烟会导致人体血液中尼古丁含量增高，容易引起血管痉挛，导致局部器官短暂性缺氧，呼吸道和内脏器官的氧气含量减少，容易导致人体抗病能力减弱。目前的研究表明，长期酗酒会诱发人体慢性炎症状态，导致酒精性脂肪肝等疾病，摄入过多酒精还会减弱免疫细胞的正常功能，并影响肝脏以及胰脏的功能。综上所述，吸烟、饮酒会降低人体免疫力，因此我们提倡戒烟限酒的健康生活方式。

吸烟与呼吸系统传染病

生活中一直流传着这样一种说法"吸烟可以预防 SARS"，现在这种说法更新为"吸烟可以预防新型冠状病毒肺炎"，这是真的吗？

这种说法的依据是一份来自中国香港特别行政区的数据：他们对 447 例进行 SASR 筛查的患者进行分析后发现，381 例非吸烟者中有 46 例确诊为 SARS，患病率为 12%；66 例吸烟者中只有 2 例确诊为 SARS，患病率为 3%。由此得出结论：吸烟者患 SARS 的比例低于不吸烟者。

乍一看，似乎还真是那么一回事。但深入分析患者的性别、职业等因素以后就会发现，患病者很多是医护人员。在 SARS 暴发初期，由于对疾病的认识不足，医护人员未注重防护而导致自身感染，且医护人员中吸烟的比例是极低的。校正了上述这些因素以后发现，吸烟者与非吸烟者患 SARS 的比例没有统计学差异，也就是说，两者区别不大。

事实上，无论是 SARS 还是 MERS，都有研究显示，吸烟患者的病情严重程度、使用呼吸机的比例以及病死率都远远高于非吸烟患者。患有基础疾病的病毒感染者死亡率高是不争的事实，而所谓的基础疾病主要有慢性阻塞性肺疾病、心脑血管疾病、糖尿病、肿瘤等，这些疾病的发生和发展本身就与吸烟密切相关，吸烟因此成为了"夺命病毒"的主要帮凶。

那么，吸烟到底与呼吸系统传染病有什么样的关联呢？

要回答这个问题，我们需要先来了解一下我们的呼吸系统。

我们每时每刻都在进行呼吸，呼吸停止了，生命也就终结了。可有谁在意过呼吸呢？只有生病了，呼吸功能受到影响了，才会发现能够轻松呼吸是一件多么幸福的事。

肺是一个与外界直接相通的器官，一呼一吸，在呼出废气、吸进新鲜空气的同时，也不可避免地带入一些病原菌和其他有害物质。按照每次呼吸有 0.5L 空气进出肺部，每分钟呼吸 15 次计算，每天进出肺部的空气总量超过 10 000L。

空气由鼻腔（或口腔）经呼吸道进入肺，鼻、咽和喉组成上呼吸道，而喉部以下的呼吸道称为下呼吸道。我们平常总把咽和喉连在一起称为咽喉，其实咽和喉并不是一码事，咽是咽、喉是喉，它们指的两个部位。下呼吸道由气管连接喉部，气管一分为二，反复逐级向下分叉为支气管、细支气管……像极了一棵树，所以也称为支气管树，其末端为数量众多的肺泡。肺泡上布满毛细血管，空气中的氧气在这里进入血液，而血液中的二氧化碳在这里通过肺泡经呼吸道排出体外。肺泡表面积平均约为 $100m^2$，一般生活只需动用其中一部分就足够了。所以说肺是一个具有巨大潜力的器官，只有当肺功能缺失将近一半时，患者才会出现相应症状。

烟草燃烧的烟雾中含有 7 000 多种成分，其中有害物质有 250 种，主要毒性物质有一氧化碳、氨、一氧化氮、烟焦油、氰化氢、硫化氢、丙烯醛、尼古丁、苯酚、苯磷二酚以及放射性物质等，其中有的有致癌性，有的引起肺部炎症，有的具有纤毛毒性，降低纤毛清除率。

研究表明，对于男性在 MERS 和 SARS 疫情中发病率和病亡率高的这一事实，很可能就与其生活方式，特别是吸烟有关。

吸烟会增加呼吸道感染的风险，不管是细菌，还是病毒，它们都不会对免疫防线更为脆弱、机体更容易攻克的吸烟者网开一面。也许，它正漂浮在某个颗粒物上，四处寻找烟民下手。

情绪能否影响免疫力

心情不好，免疫力会下降吗，我可以肯定地回答你，会的。如果人长期陷入焦虑、恐惧的负面情绪中，会对健康产生非常负面的影响。如果是轻中度情绪问题，机体会表现为一些肠胃道症状，如腹泻，还可能出现全身瘙痒以及其他一些不适，这就是免疫力下降的表现。

抑郁、暴躁、焦虑、紧张等负面情绪，会影响多系统的生理功能，如消化系统、心血管系统、内分泌系统等，以致免疫功能紊乱，免疫力下降，从而导致疾病的发生或加重。有人说"气是万病之源"，可见负面情绪会给身体带来伤害。所以为了身体健康，我们也要尽量控制自己的脾气和情绪。

人的免疫力会改变吗

一般而言，免疫力在我们一生当中是会出现波动和变化的。随着年龄增长，机体免疫系统也会自然衰老并出现功能退化，如胸腺随着年龄增加而逐渐萎缩，其中的免疫细胞也随之减少甚至消失。人类免疫力最弱的阶段是出生后3~6个月；免疫系统在青春期发育最快，25岁左右达到顶峰；30岁后人体免疫力开始下降，但中青年往往是人生中工作压力、精神压力最大的阶段，如果这时做了损害健康的事情，比如熬夜、饮食不规律，免疫系统就会非常容易出问题；65岁后，免疫力不可避免地开始走下坡路。因此无论处于人生的哪个时期，好好呵护身体，保持健康的生活习惯，都是非常重要的。

医学研究证明，尽管随着年龄增长，机体免疫细胞中的B细胞及NK细胞数量没有变化，但T细胞总数及多样性却在逐渐减少。众所周知，T细胞是身体内抵御感染的"英勇斗士"，对人体抵御病原体入侵非常重要。在机体被病原体感染时，CD4分子会接收通过CD28分子（一种重要的辅助信号受体）传递而来的预警信号，然后再前往感染灶执行"轰炸"任务。T细胞的数量及多样性下降则意味着可以"作战"的T细胞和CD28分子越来越少，这就导致了免疫信号传递能力变弱，从而使淋巴细胞不能及时识别和清除抗原，导致对抗病原体的能力降低。

因此，很多传染病更"偏爱"中老年人，因为他们体内免疫细胞数量和质量会下降，发挥免疫作用的细胞会减少，进而无法及时识别抗原，无法积极动员细胞参与免疫应答，这就相当于当病毒入侵时，派出CD28分子去通知CD4分子来应战，但是CD28分子因为行动迟缓，迟迟不能将军情送达CD4分子，因此贻误了战机，导致病毒顺利入侵。

如果将机体免疫细胞比喻为一个作战部队，那么老年时的免疫细胞早已失去了年轻时的战斗力，既缺乏能够"作战"的细胞（T细胞数量下降），又无法及时识别抗原（CD4分子敏感性下降），而且"行动迟缓"（CD28作为细胞传导信号分子表达水平下降），最终导致中老年人较年轻人难以抵抗病原体的攻击。

担心不良反应，可以拒绝接种疫苗吗

传染病是由各种病原体引起的能在人与人之间相互传播的一类疾病，其传播需要三大要素，即传染源、传播途径与易感人群。所以，只要控制住其中任意一个要素，都可以阻断传染病的传播，而疫苗的作用就是保护易感人群。

疫苗是如何帮助我们抵抗疾病的呢？打个比方，人体就像一座城池，外有皮肤、黏膜所组成的"城墙"和"护城河"保护，内有免疫细胞等组成的"警察"巡逻、站岗，而免疫细胞所分泌的免疫因子就是"警察"手里的枪炮、信号弹等武器。

细菌、病毒之类的"不法分子"偷偷进入人体这座"城池"后，就会被在体内不断巡逻的"警察"发现并歼灭，同时它们还会记录下这些"不法分子"的特征，四处张贴"通缉令"，以保证相同的敌人如果再次来犯，"警察"可在第一时间发现并消灭它们。

接种疫苗的过程，就像是人为地将一些"老弱病残"、活力不足的病毒当作"活靶子"送进城，让人体内的"警察"抓住、认识并消灭它们。经过这一轮"练兵"，就能帮助人体建立针对某种病毒的中长期防御力，从而实现主动免疫。

总之，不同种类的疫苗因其原理、效果、安全性、制备工艺等方面的不同而各有利弊。但目前广泛使用的疫苗，其安全性和有效性都得到了验证，因为一些不良反应而拒绝接种疫苗，将自己置身于危险中，这种行为既不理智，也不可取。

既往个别已经得到很好控制的传染病又死灰复燃，需要我们正确区分预防接种的个体不良反应和群体不良反应率，万万不可以偏概全、因噎废食。

跋语

　　病原微生物感染一直是人类面临的公共安全威胁，是国际社会长期面临的一项全球性挑战，"免疫力"一时间成为高频热词，"群体免疫"甚至成为社会争论的焦点。在新发传染病一时间还没有特效药和疫苗的前提下，抗疫基本要靠免疫力。同在一个环境或身处同一个场景，为何有人被感染，有人却可以安然无恙？为何有的感染者不经治疗就可自愈或经过治疗就能痊愈，但有的感染者却转化成为危重症甚至死亡？原因在很大程度上取决于免疫力！和大众既往的认知不同，免疫力并非越高越好，而是贵在平衡。

　　世界卫生组织曾说：现在很多人，不是死于疾病而是对疾病的无知，因此于 2019 年在全球开展了"GetHealthy"的主题活动，我们愿意将其理解为"活出健康"，其内涵更丰富、意义更深刻、影响更长远！我们希望更多人关注并通过实践来获得健康，健康是 1，金钱、事业、婚姻都是后面的 0；失去健康，人生将一无所有，所有的 0 终究还是 0。

　　从前，我们对"平安、健康"无感于心，如今的生活体验不可谓不刻骨铭心，很多人纷纷采取营养膳食、运动、中医养生等方法来改善机体的免疫力，祈求不得病、少得病、不得大病！当我们面对各种疾病时，免疫力始终是热点话题，但这需要正本清源与科学指引。

敬天爱人，知行合一。无论男女老少，活着就该时刻保持最佳的免疫力，活着就该时刻保持健康状态！

编　者

2020 年 3 月于北京

附表 1

病毒易感指数快速测试量表（试行）

1. 是否能做到不信谣、不传谣，科学认识并正确对待呼吸道传染病？ （是：-1分；不是：+1分）

2. 房间是否经常清洁并开窗通风？ （是：-1分；不是：+1分）

3. 患有呼吸道传染病，外出是否经常戴口罩？ （是：-1分；不是：+1分）

4. 是否戴眼镜？ （是：-1分；不是：+1分）

5. 是否有经常用手触摸口鼻或者揉眼睛的习惯？ （是：+1分；不是：-1分）

6. 是否吸烟或酗酒？ （是：+1分；不是：-1分）

7. 是否经常乘坐公共交通工具或去往人群密集场所？ （是：+1分；不是：-1分）

8. 是否能做到饭前、便后正确且足够的清洗时间？ （是：-1分；不是：+1分）

9. 是否注意手卫生？ （是：-1分；不是：+1分）

10. 是否能做到便后冲水前先盖上马桶盖？ （是：-1分；不是：+1分）

11. 工作场所是否经常进行消毒？ （是：-1分；不是：+1分）

12. 是否经常饮食不规律或经常参加聚餐、聚会？ （是：+1分；不是：-1分）

13. 是否每天食用足量的蔬菜和水果？ （是：-1分；不是：+1分）

14. 是否经常加班熬夜，在晚上11点以后上床睡觉？ （是：+1分；不是：-1分）

15. 是否经常与他人共用餐具和毛巾等物品？ （是：+1分；不是：-1分）

16. 是否从事与呼吸道传染病相关的高危行业（如医院急诊、隔离病房和发热门诊的医护人员及从事疾病防控相关工作的人员；从事野生动物管理相关工作的人员；公交车、列车、飞机等公共交通工具的运营人员，服务行业的窗口人员等）？ （是：+1分；不是：-1分）

17. 是否经常感到四肢背部腰背肌肉酸痛？ （是：+1分；不是：-1分）

18. 是否经常感到心慌、胸闷或头痛？ （是：+1分；不是：-1分）

19. 出现疑似发热、咳嗽、结膜炎等症状，是否能及时咨询就医？ （是：-1分；不是：+1分）

说明

以上个人健康行为习惯简易评分，回答全部问题后计算总得分，得分越高，则对病毒越易感。

-19~-6分：轻度易感；-5~12分：中度易感；13~19分：高度易感。

附表 2

病毒抵抗力指数快速测试量表（试行）

1. 年龄是否大于 60 周岁或小于 14 周岁？　　　　　　　　　（是：-1分；不是：+1分）

2. 是否性格内向或心态消极、经常发火？　　　　　　　　　（是：-1分；不是：+1分）

3. 是否经常出现感冒样症状，感到乏力或者经常出现恶心、呕吐、便秘、腹泻？　　　　　　　　　　　　　　　　　　　　（是：-1分；不是：+1分）

4. 是否曾患湿疹、过敏性鼻炎等过敏性疾病？　　　　　　　（是：-1分；不是：+1分）

5. 是否经常感到精神紧张，压力过大或者患有心理疾病？　　（是：-1分；不是：+1分）

6. 是否经常熬夜、失眠，打呼噜或者生活不规律？　　　　　（是：-1分；不是：+1分）

7. 是否经常在室内和被窝里感觉寒冷潮湿？　　　　　　　　（是：-1分；不是：+1分）

8. 是否能够在日常生活中注意防寒保暖？　　　　　　　　　（是：+1分；不是：-1分）

9. 是否能够在日常生活中关注膳食结构及营养的均衡、适量？（是：+1分；不是：-1分）

10. 是否经常进行适度的运动健身？　　　　　　　　　　　　（是：+1分；不是：-1分）

11. 是否服用各种影响免疫功能的药物（如强的松或其他激素类药物）？　　　　　　　　　　　　　　　　　　　　　　　（是：-1分；不是：+1分）

12. 是否患有呼吸系统疾病（如支气管炎、肺炎、哮喘、慢性阻塞性肺疾病）？（是：-1分；不是：+1分）

13. 是否患有慢性病（如甲状腺功能亢进症、高血压、糖尿病、肝肾疾病、恶性肿瘤等）？（是：-1分；不是：+1分）

14. 体重是否在正常范围？（是：+1分；不是：-1分）

15. 是否经常感到心身疲惫，胃口差或者注意力不集中？（是：-1分；不是：+1分）

16. 最近一次血常规检测结果是否正常？（是：+1分；不是：-1分）

说明

积极正向结果 +1 分，得分越高，对病毒的抵抗力越强。

-16～-5 分：抵抗力弱；-4～5 分：抵抗力中等；6～16 分：抵抗力强。

综合评估

（附表 1 得分）×16-（附表 2 得分）×19= 病毒感染发病危险指数。分数越高，说明越容易发病，且症状可能越严重（小于 0 分，危险度低；大于 0 分，危险度高）。以上量表仅供读者自我测量，不用于临床诊断。

173

图书在版编目（CIP）数据

活出健康：免疫力就是好医生 / 王贵强，王立祥，
张文宏主编 . 一北京：人民卫生出版社，2020
ISBN 978-7-117-29911-4

I.①活… II.①王…②王…③张… III.①人体生
理学 – 免疫学 – 普及读物 IV.① R392.1-49

中国版本图书馆 CIP 数据核字（2020）第 053433 号

人卫智网　www.ipmph.com　医学教育、学术、考试、健康，
　　　　　　　　　　　　　　购书智慧智能综合服务平台
人卫官网　www.pmph.com　人卫官方资讯发布平台

策划编辑　刘　彬　齐佳惠
责任编辑　齐佳惠
书籍设计　郭　淼
责任版式　赵　丽

书　　名　活出健康——免疫力就是好医生
主　　编　王贵强　王立祥　张文宏
出版发行　人民卫生出版社（中继线 010-59780011）
地　　址　北京市朝阳区潘家园南里 19 号
邮　　编　100021
E - mail　pmph @ pmph.com
购书热线　010-59787592　010-59787584　010-65264830
印　　刷　北京顶佳世纪印刷有限公司
经　　销　新华书店
开　　本　710×1000　1/16
印　　张　12.5
字　　数　166 千字
版　　次　2020 年 4 月第 1 版　2023 年 4 月第 1 版第 18 次印刷
标准书号　ISBN 978-7-117-29911-4
定　　价　59.90 元